Andreas Goldemann

ZURÜCK ZUM URSPRUNG

Andreas Goldemann

ZURÜCK ZUM URSPRUNG

Aufrichtung Deines Selbst
Die Wirbelsäule

EchnAton Verlag

Wichtiger Hinweis

Die Inhalte des Buches dienen ausschließlich der neutralen Information und allgemeinen Weiterbildung. Sie stellen keine Diagnose dar und sind kein Ersatz für ärztliche, medizinische, medikamentöse oder therapeutische Behandlung. Die dargestellten Inhalte erheben weder einen Anspruch auf Vollständigkeit noch kann die Aktualität, Richtigkeit und Ausgewogenheit der dargebotenen Information garantiert werden. Die im Buch veröffentlichten Empfehlungen wurden vom Verfasser und vom Verlag sorgfältig erarbeitet und geprüft. Eine Garantie kann dennoch nicht übernommen werden. Ebenso ist die Haftung des Verfassers bzw. des Verlages und seiner Beauftragten für Personen-, Sach- und Vermögensschäden ausgeschlossen.

Bei möglichen unterschiedlichen Schreibweisen wurde die von der Duden-Redaktion empfohlene Schreibvariante verwendet.

2. Auflage November 2022

Gesamtherstellung: Diana Schulz
Textbearbeitung: Nina Kaiser
Lektorat: Ruth Kalmund
Autorenfoto: © Franziska Märkl
Coverfoto: © Adobe Stock
Covererstellung: Diana Schulz
Illustration: © Peter Hermes Furian, Adobe Stock
Druck und Bindung: CPI books GmbH, Leck
ISBN: 978-3-96442-049-7

www.echnaton-verlag.de

Für die Liebe zum Leben,
die Liebe zu Dir

Inhalt

Einleitung

Der Badman war's

Ohne den Badman wäre mein Leben ganz anders verlaufen und schlussendlich auch Deines, wenn Du dieses Buch liest und das darin Enthaltene nutzt. Jetzt denkst Du vielleicht, der Badman ist ein Fantasiegeschöpf, etwas Schwarzes, Dunkles oder eine bestimmte Person aus meinen Träumen oder vielleicht auch jemand Reales. Nein. Der Badman war ein Mini, eines dieser kleinen englischen Autos, das mir mein Freund Tom geliehen hatte.

Mein Fiat 600 war wieder mal zerlegt und nicht fahrbar und so hatte Tom mir eben seinen abgefuckten, braun gestrichenen und mit gelbem Batman-Zeichen versehenen alten Mini geliehen. Da der Badman Toms Winterauto war, konnte ich ihn im Sommer fahren.

Dankbar kam ich so zur Arbeit und auch sonst so ziemlich überall hin ... bis in dieser einen Nacht. Da hab ich ihn platt gemacht, den Badman. Morgens um Drei kam ich gerade aus der Boa, einer Disco in Stuttgart, und fuhr bei starkem Regen die Landstraße L1205 von Stuttgart-Möhringen nach Plieningen, um endlich nach Hause ins Bett zu kommen. Schnell war ich nicht unterwegs, das ging ja auch gar nicht mit dem Badman, dessen Lichtschalter nur durch einen Radiergummi in Funktion gehalten wurde, der komplett anders als ein normaler Mini, die ja normalerweise eine super Straßenlage haben, überhaupt nicht gut lag, da er ja höher, anstatt tiefer gelegt war und ziemlich fertige, abgefahrene Reifen hatte. Also fuhr ich, wie gesagt, nicht mal schnell, denn flott war er ja eh nicht, der Badman. Auch, wenn der Name etwas anderes suggerierte. Bis dann die Wasserplatte kam, da waren dann sogar die sechzig Sachen zu viel. Plötzlich ohne Bodenkontakt, drehte er sich, der Badman, und rutschte quer, um sich dann, nach einem dreifachen Salto, im Acker wiederzufinden.

Ich? Ich war natürlich wieder einmal nicht angeschnallt, der Gurt ging ja eh nicht. Wie auch immer, es geschah, dass ich mich während des Überschlags plötzlich über dem Auto wahrnahm.

Ich schwebte also über dem ganzen Geschehen, beobachtete von oben und fand mich dann plötzlich stehend, neben dem jetzt noch kleineren Mini (ja das geht), wieder in meinem Körper. Wie ich aus dem Auto rauskam, dessen Türen verklemmt waren, dessen Scheiben zwar kaputt, aber noch im Rahmen saßen, dessen eingebeultes Dach mir wahrscheinlich den Schädel zerdrückt oder mich anders verletzt hätte, weiß ich bis heute nicht.

Tatsache ist, ich stand neben dem jetzt ›Plattman‹ und es regnete immer noch in Strömen. Da kam dann noch der Busfahrer, der mich anschiss, warum ich so doof sei, bei so einem Scheißwetter das Licht beim Fahren auszumachen (der Radiergummi hatte wohl seinen Job quittiert) und der Sanka, der mich zur Sicherheit ins Krankenhaus brachte, obwohl es mir selbst soweit ganz gut ging.

Das Wichtigste war jedoch mein Flug, mein ›Aus-dem-Auto-Sein‹ während des Überschlags, das von oben Wahrnehmen und der Frieden während der ganzen Situation. Das Verwundert-Sein und das eben auch gar nicht Verwundert-Sein, das damit einherging. Ich hatte gerade meine erste bewusste außerkörperliche Erfahrung (AKE) dieses Lebens erlebt.

Die zweite hatte ich dann mit meinem Motorrad, als ich einmal nicht über eine Verkehrsinsel kam, deren Schild fehlte, und die ich nicht gesehen hatte. Insgesamt probierte ich die Verformung von Materialien und mir selbst dreizehn Mal. Und zweimal davon eben mit AKE.

Das lässt Dich nicht los, bringt den Verstand an den Rand und Du beginnst zu hinterfragen: »Was bin ich überhaupt? Ist das real, was ich jeden Tag erlebe, oder doch so etwas wie in Matrix? Was ist Körper, was ist Geist – oder was ist gar Seele?«

Gerade einmal einundzwanzig Jahre alt und notorisch pleite, übernahm dann trotzdem mein tägliches Überleben erst mal wieder und die Erlebnisse mussten noch einmal sieben Jahre warten, bis ich mich mit dem Thema Bewusstsein, Körper, Geist und Seele, AKE und luzidem Traum zu beschäftigen begann. Dazu gibt es noch einige weitere Geschichten, die ich Dir in diesem Buch erzählen werde. Am Anfang von allem jedoch stand der Badman, und die im Nachhinein gar nicht mehr so verhängnisvolle Fahrt im Regen.

Die Geschichte mit dem Badman war also meine erste große, bewusste Initiation in die Welt des Nicht-Greifbaren, Unfassbaren und Mystischen. Sie hat mein Leben für immer verändert und mir gezeigt, dass es so viel mehr gibt als das, was wir mit unseren Sinnen wahrnehmen können. Das Badman-Erlebnis hat mir einen ersten bewussten Zugang zu der multidimensionalen Welt verschafft, die für mich in meinem

Leben und Arbeiten heute Selbstverständlichkeit ist. Ich hatte diesen Zugang auch als Kind, doch bewusst war er mir damals nicht. Und so war mein Abflug mit dem Badman wohl der wesentlichste Meilenstein auf meinem persönlichen Weg zurück zu meinem Ursprung.

Schon lange Zeit war in mir die Vision für dieses Buch gewachsen und ich bin voller Freude darüber, dass es nun in physischer Form geboren ist – und Du es in Deinen Händen hältst. Aus seinen Seiten sprechen meine ganze Liebe und meine vollkommene Gewissheit, dass auch Du wieder zu Deinem Ursprung zurückfinden kannst. Es bereitet mir große Freude, Dich in diesem Prozess zu begleiten und zu unterstützen.

Willkommen auf Deinem ureigenen Weg
zurück zu Dir selbst!

Die Absicht hinter *Zurück zum Ursprung*

Zurück zum Ursprung ist mein Angebot einer energetisch-spirituellen Hausapotheke für Dich. Es ist ein ›Erinnerungs-Coaching‹, denn Du trägst Deinen Ursprung ja immer in Dir und brauchst nur ein wenig Unterstützung, wieder in Kontakt mit ihm zu kommen. Unterstützt wirst Du dabei nicht nur von mir, sondern auch von Deinem Unterbewusstsein und Deinem Zellbewusstsein, die immer bestrebt sind, in den höchstmöglichen Schwingungszustand zu gehen.

Dieses Buch soll ein Erlebnis für Dich sein, keine trockene Wissensvermittlung. Du wirst merken, dass allein durch das

Lesen schon viel geschieht – es ist diese Kombination aus Energetik und Verstehen, die dann pure Magie bewirkt und wahre Wunder geschehen lässt!

Bei *Zurück zum Ursprung* geht es darum, Dich auf Dich selbst zuzubewegen, wieder bei Dir in Deiner Schöpferkraft anzukommen, Dich in Deiner Großartigkeit zu erkennen und Dich von den negativen Emotionen zu befreien, die eben genau das verhindern. Ganz selbstverständlich wirst Du dann Deine Talente erkennen, Deinen Dir ganz eigenen Platz in der Welt einnehmen und Dein Leben selbstständig und autark gestalten – in dem sicheren Wissen, dass Du durch Dich und Dein Bewusstsein etwas entstehen lassen kannst. Dadurch geht es nicht nur Dir selbst viel besser, Deine Transformation wirkt sich auch positiv auf Dein Umfeld aus, weil Du Deinen Beitrag zum großen Ganzen leistest und das Besondere beisteuerst, das nur Du geben kannst. Jeder Schritt, den Du Dir selbst näherkommst, ist ein Geschenk für die Menschen, mit denen Du in Berührung bist, allen voran Deine Familie, Dein Liebster oder Deine Liebste, Deine Kinder und Deine Freunde.

Was Dich in diesem Buch erwartet

Zunächst einmal werde ich mich Dir vorstellen. Du sollst wissen, wer ich bin und was ich damit meine, wenn ich von mir als Künstler und Intuitive spreche. Ich nehme Dich außerdem ein Stück in meine Lebensgeschichte mit hinein und teile meine bedeutendsten Wendepunkte und Initiationen mit Dir. Im Anschluss werde ich Dir Tipps und Hinweise geben, wie

Du dieses Buch am besten benutzt und Dir erklären, wie Du Dich mit dem Bewusstseinsfeld von *Zurück zum Ursprung* verbindest. Des Weiteren werde ich Dich mit einigen grundlegenden Konzepten und Begriffen vertraut machen.

Damit bist Du dann bereit und bestens darauf vorbereitet, Dich mit dem zentralen Inhalt dieses Buches auseinanderzusetzen: dem Zusammenhang von Muskel-Skelett-Apparat und negativen Emotionen. Wir werden uns zusammen Hals-, Brust- und Lendenwirbelsäule sowie Becken, Schultern, Arme und Beine anschauen und erkennen, wie die physischen Strukturen, unsere Emotionen und unsere Energetik sich gegenseitig beeinflussen. Es bleibt jedoch nicht bei der reinen Wissensvermittlung. Du bekommst auch viele Anregungen, Tipps und Übungen, die Dich auf dem Weg zurück zu Dir unterstützen.

In diesem ersten Band von *Zurück zum Ursprung* geht es um unseren Muskel-Skelett-Apparat. Die beiden weiteren großen Themenbereiche, die Organebene und die Energetik, findest Du dann in Band 2 und 3 dieser Trilogie. Warum die Gliederung in diese drei Bereiche und die von mir festgelegte Reihenfolge der Auseinandersetzung so wesentlich sind, erfährst Du in Kürze im Bereich *Impulse und Anregungen für den Umgang mit diesem Buch.*

Ich werde Dir im Verlauf dieses Buches noch etliche weitere Begebenheiten aus meinem Leben schildern, die, wie die Geschichte mit dem Badman, sehr wegweisend für mich waren. Sie sollen Dich dazu inspirieren, Deine eigene Geschichte zu erkennen, Dich in die Transformation zu wagen und die Inhalte von *Zurück zum Ursprung* so auch in Deinem eigenen Erleben auf einer tieferen Ebene zu verstehen.

Ich empfehle Dir an dieser Stelle schon einmal: Besorge Dir einen Block oder ein Heft, damit Du Dir Notizen machen kannst, oder schreibe einfach hier in das Buch hinein, wenn Du die Papierversion in den Händen hältst. Es ist ja ein Arbeits- (ups, das klingt zu schwer!) oder besser gesagt ein Spielbuch. Es ist sehr unterstützend im Prozess Deiner Transformation, wichtige Wissens-Elemente, Aha-Momente und Erfahrungen aufzuschreiben. Und am Ende kannst Du Deine Reise zu Deinem Ursprung nachlesen und ein noch besseres Gefühl dafür bekommen, wie sehr Du Dich verändert hast und wie viel sich in Deinem Leben gewandelt hat.

Im Anhang findest Du auch eine Vorher-Nachher-Betrachtung, die Dich darin unterstützen kann, all die sich ergebenden Veränderungen bewusst nachzuvollziehen. Fülle die Tabelle zum ersten Mal aus, bevor Du mit Kapitel 1 beginnst – und ein weiteres Mal ein paar Wochen, nachdem Du mit dem Buch fertig bist.

HEILER, KÜNSTLER, LEBENSFREUND

Ja, wer bin ich eigentlich? Ich bin Andreas. In erster Linie sehe ich mich nicht als Heiler, sondern als Künstler. Ich bin Schöpfer, und das auf sehr vielfältige Weise – sei es in der Planung und Gestaltung von Häusern, im Restaurieren, Designen und Bauen von Möbeln und Motorrädern, im Improvisieren von Songs, im Finden von berührenden Fotomotiven, im Schreiben von Büchern und Sketchen oder eben auch im Modulieren und Bewegen feinstofflicher Energien, Realitäten und Bewusstseinsfelder.

Der Mensch selbst ist eh ein Künstler, nur sieht er sich meist nicht so, weil er oft das Gefühl hat, gelebt zu werden und nicht durch sich selbst lebt. In anderen Kulturen steht das Wort Mensch für das Wort Künstler – malen wir doch alle ein Bild des Lebens tief in uns drinnen und bringen davon immer Aspekte in das äußere Leben hinein. Ob diese dann positiv oder negativ sind, ist im ersten Moment gar nicht mal so wichtig. An einer Harmonisierung von auch negativen Momenten und Ausdrücken können wir jederzeit arbeiten und auch dann tiefen Frieden in uns finden. Was letztlich entsteht, liegt im Herzen des Einzelnen. Und daran arbeiten wir hier mit diesem Buch.

Der Aspekt von mir, zu dem meine spirituell-heilerische Arbeit, meine Onlinekurse, meine App *One-Minute-Transformation* und ganz besonders auch dieses Buch gehören, lässt sich am treffendsten durch den Begriff ›Intuitive‹ beschreiben.

Auch in meiner Tätigkeit als Intuitive sehe ich mich als Künstler und Schöpfer – und als bewussten Träumer. Als Künstler, der sein Lebensbild malt, der mit Energie, Bildern, Kreativität und Vorstellung arbeitet und in der Lage ist, diese durch sein SEIN so zu verkörpern, dass hieraus etwas Neues entsteht. Ich nehme Informationen von den Menschen, mit denen ich arbeite, auf, und gebe sie energetisch verändert und angereichert mit Lösungen wieder frei ins Feld zurück. Du kannst Dir das so vorstellen, als würde ich ein Bild vervollständigen, indem ich Puzzleteilchen hinzufüge.

Ich kann fühlen, was andere fühlen. Anfangs konnte ich nicht verstehen, was mit mir los war, wenn ich einfach nicht bei mir bleiben konnte, wenn es jemand anderem schlecht ging. Ohne es zu beabsichtigen, bin ich voll in die Energie mit eingetaucht und habe die Emotionen des anderen als meine eigenen angenommen. Oft habe ich nicht nur das Sichtbare, Ausgesprochene gespürt, sondern auch das nicht Kommunizierte – und damit ging es mir nicht immer gut. Heute weiß ich, was es bedeutet, Empath zu sein, nutze diese Gabe gezielt für meine Arbeit und kann im Alltag gut damit umgehen.

Mein Weg zum Intuitive fing damit an, dass ich begann, energetische Strukturen zu sehen – das, was ich heute als Matrix oder Blaupause bezeichne. So kann ich in die verschiedenen feinstofflichen Schichten einer Person, beispielsweise in die Ebene der Knochen oder der Gewebeschichten, hineinschauen, -hören und -fühlen, und nach Belieben hinein- oder auch herauszoomen. Gleichzeitig erfühle oder sehe ich die karmischen, inkarnativen und familiären Muster, die ein Problem im Platz halten können, und die Emotionen, die noch im Bewusstsein verankert sind und dadurch ein Weiterkommen oder Gesunden verhindern.

Mit vollkommener Offenheit und ohne das, was passiert, kontrollieren zu wollen, lasse ich mir zeigen, wo Problem und Lösung sind, und folge dabei ausschließlich meinem Gefühl. Ich denke nicht über das nach, was ich mit meinen Sinnen wahrnehme. Ich spüre einfach in die Lösungen hinein und in die Veränderungen zum Positiven, die der Andere dann auch erlebt. Meist sehe ich dann seine Matrix, manchmal kommen Geräusche dazu. Hin und wieder rieche oder schmecke ich auch etwas.

Matrixarbeit hat nichts mit Denken zu tun, sie ist präkognitiv und meines Erachtens ein Teil der menschlichen Natur, zu dem jeder Zugang hat. Da viele Menschen gegenwärtig jedoch so weit entfernt von sich selbst sind, ist jemand, der sehr sensitiv und hochempathisch ist, zu etwas Besonderem geworden.

Wenn ich Matrixarbeit mache, greife ich mit meinen Händen in die Blaupause einer Person hinein. Für mich fühlt sich das an, als würde ich etwas Festes berühren und behandeln. Insbesondere im Bereich der Rekonstruktion nach Verletzungen oder Operationen – das ist der Bereich, auf den ich mich anfangs spezialisiert hatte – ist das wie ein energetisches Sezieren und wieder neu Zusammenbauen, mithilfe entsprechender Impulse an die Matrix, sich in der bestmöglichen Form wieder zusammenzufügen. Das ist ein wenig wie das Auseinanderbauen und wieder Zusammensetzen von Legosteinen. Dabei kontrolliere ich nicht, was meine Hände tun, sondern folge der Führung meines Körpers. Oft sieht das dann so aus, als würde ich etwas einrenken oder herumschieben.

Viele der Dinge, die ich heute mache und weiß, habe ich nicht über Nacht gelernt oder ›gedownloadet‹, sondern sie haben sich mir durch Experimentieren und Reflektieren erschlossen. Ich bekomme Lösungen in mein Bewusstsein, die sind so einfach, dass ich selber niemals draufgekommen wäre, überhaupt nur einen Gedanken daran zu verwenden, ob das funktionieren könnte.

Ein weiteres Phänomen, das mit meiner Intuition einhergeht, ist, dass ich das Potenzial anderer Menschen fühle und oft sehr genau weiß, was ihre optimale Ausdrucksweise im Leben wäre.

Als Intuitive befindet sich meine Gehirnfrequenz verstärkt im Bereich der Theta- und Deltawellen, was bedeutet, dass ich stark mit meinem Unterbewussten, aber auch dem kollektiven Unterbewussten verbunden bin. Für mich kann dies zeitweise sehr belastend und erschöpfend sein, wenn die Welt durch sehr schmerzhafte Zeiten oder Krisen geht, und es erfordert dann eine sehr gute ›Energiehygiene‹ von mir. Dazu später mehr.

MEINE ARBEIT MIT MULTIDIMENSIONALEN SOUND-CODES

Meine Stimme bringt den Zuhörer in den Bereich der Theta- und Delta-Gehirnwellen und damit in eine Art Trance. In erster Linie jedoch ist meine Stimme ein Toröffner in andere Dimensionen und Bewusstseinsfelder. Du kannst es Dir so vorstellen, dass Du zum Öffnen eines Tores einen bestimmten Frequenz-Code brauchst. Meiner Intuition folgend erzeuge ich mit meiner Stimme diesen Code, diese Frequenz, und schließe damit das Tor auf. Das ist für mich ganz leicht und passiert ohne jede Anstrengung. So wird der Zugang zu anderen Bewusstseinsfeldern und Realitäten möglich, in denen Lösungen und die Möglichkeit der Heilung zur Verfügung stehen.

Man könnte auch sagen, dass meine Stimme und meine Sprache Frequenzbereiche aktiviert, in denen Phänomene wie Heilung oder Erkenntnis möglich sind. Die Codes, in denen ich spreche, singe oder Geräusche erzeuge, während ich mich dazu bewege, hören sich an wie Wörter oder Sätze einer Art Seelensprache, wie sie schon die alten Druiden verwendet haben und Ähnliches auch heute noch bei Naturvölkern im Schamanengesang praktiziert wird. Das passiert einfach, ich steuere es nicht bewusst. Ich mache das, was gerade in der jeweiligen Situation notwendig ist, um den gewünschten Zustand, beispielsweise den der Ganzheit, zu verkörpern, indem ich ihn vertone. Diese ›Sprache‹ habe ich schon als dreijähriges Kind gesprochen.

Gleichzeitig hilft die Stimme mit ihren Frequenzen, verklebte Strukturen zu lösen. Wenn also alte, negative Emotionen noch Körper und Bewusstsein belasten, werden sie durch den Ton entkoppelt. Dieser Effekt meiner Stimme ist eine physische Einwirkung. Gepaart mit der Liebe zum Leben und zu den Menschen, entsteht so ein kraftvolles Werkzeug, das weit über das kognitive Verstehen hinausgeht.

Wenn all das für Dich nicht so ganz leicht vorstellbar und nachvollziehbar ist, denk nicht zu viel darüber nach. Mache einfach Deine Erfahrungen mit mir und meiner Arbeit und schaue, was sich für Dich an Neuem, Positivem in Deinem Leben auftut. Mir ist wichtig, Dir zu sagen, dass ich nicht mehr oder weniger besonders bin und sein möchte als Du. Das, was ich tue, ist außergewöhnlich, aber auch nur deshalb, weil wir in einer Welt leben, in der die meisten Menschen keinen oder nur wenig Zugang zu ihrer Intuition und ihren erweiterten Sinnen haben. Ich vergleiche das immer so: Wenn die meisten Menschen ca. 2 Prozent ihres Bewusstseins über den Tag hinweg nutzen, sind es bei mir eben 2,2 Prozent. Nicht wirklich viel Unterschied.

Besonders gut gefällt mir übrigens, wie die Sängerin Lara Fabian über den Zusammenhang von Gefühlen und Sprache spricht. In meinen eigenen Worten ausgedrückt sagt sie, dass es in ihren Augen egal ist, welche Sprache man spricht, solange die Emotionen, die zum Ausdruck gebracht werden, ehrlich und authentisch sind, denn Emotionen sprechen ihre eigene Sprache und die Wahrheit authentisch gelebter Emotion wird in jeder Sprache verstanden. So ist es auch mit meiner Seelensprache – sie bringt Schwingungen, Frequenzen, Zustände, Emotionen zum Ausdruck, ohne dass es nötig ist, die Worte zu verstehen. Hier liegt ja gerade der Unterschied. Der Verstand, der verstehen will, darf jetzt einfach mal Pause haben, still sein. Und dann kommt wieder mehr Seele ins Leben. Die Seele freut sich über Harmonie, Liebe und Mitgefühl und weiß um ihre Vollständigkeit und Verbindung zu allem Leben.

Von Einzelsitzungen zur themenbezogenen Feldarbeit

Bis vor wenigen Jahren habe ich fast ausschließlich Einzelsitzungen gegeben. Heute mache ich keine Individualarbeit mehr, sondern arbeite nur noch mit Gruppen, beispielsweise im Zuge meiner Onlinekurse. Ich fühle mich dabei in das Kollektivbewusstsein der Gruppe ein und lese es aus. Dabei frage ich ab, welche Lösung für die Thematik, an der wir gerade arbeiten, gebraucht wird. Anschließend ›knete‹ ich das Bewusstseinsfeld durch – wer mich schon einmal in einem Video gesehen hat, weiß was ich meine – und lade mit teils raumgreifenden Bewegungen neue Informationen hinein. Ich begebe mich in den energetischen Zustand der Lösung – und spiegle sie als Information, als Frequenz, nach außen. Damit bin ich die lebendige Verkörperung und Vertonung der Lösung, deren Information der Freiheit und Heilung der Einzelne dann für sich frei übernehmen und integrieren kann. Das Unterbewusstsein jedes Teilnehmers oder auch Deines als Leser kann dann auf das zugreifen und das auswählen, was individuell gebraucht wird. Dabei ist es egal, ob eine Session live stattfindet oder eine Person mit einem bereits aufgezeichneten Video arbeitet. Ein Grund, warum ich so großen Erfolg mit meiner Arbeit habe, liegt mit Sicherheit daran, dass ich in mir keinerlei Beschränkungen trage, in Bezug auf das, was mit Energiearbeit möglich ist.

Die Arbeit mit einer Gruppe und zukünftigen Zuschauern ist schonender und damit leichter für mich, weil ich nicht direkt mit dem Feld einer Einzelperson interagieren muss, deren Themen dann von mir wieder aus meinem Feld geklärt werden müssen.

Die Kraft des Herzens und der Sexualenergie

In meinem Wirken lasse ich mich von den intuitiv empfangenen Informationen leiten und setze die Absicht der Ganzheit und Heilung über die Kraft des Herzens um, indem ich mich hingebe und einlasse, ohne den Prozess aus dem Willen heraus zu steuern. Das elektromagnetische Feld unseres Herzens ist laut HeartMath Institute etwa fünftausend Mal stärker als das unseres Gehirns und damit unseres Verstandes und Willens.

Diese Kraft des Herzens verstärke ich noch, indem ich mich bewusst mit dem Sexualzentrum und damit der Sexualenergie, unserer schöpferischen Lebensenergie, dem Ki, CHI, Prana, verbinde. Diese Sexualenergie ziehe ich über das Herz nach oben und gebe sie dann über die Stimmbänder nach außen. Und nun können wir sagen, dass dieser 5.000er Effekt des Herzens noch mal tausendfach verstärkt ist.

EIN GUTES ENERGIEMANAGEMENT IST ESSENZIELL

In der Vergangenheit habe ich alles gefühlt, auch die Schmerzen derjenigen Person, die im Supermarkt an der Kasse hinter oder vor mir stand. Im Laufe der Zeit habe ich dann immer mehr gelernt, bei mir selbst bleiben zu können. Da ich so viel und intensiv spüre, ist es essenziell für mich, Pausen und genügend Zeit mit mir selbst zu haben. So kann ich mein Gefühl für mich selbst erhalten oder wiederherstellen und fühle nicht ständig jeden Menschen, der mir begegnet – oder auch das kollektive Schmerzbewusstsein.

Daher brauche ich für den Erhalt meiner Resilienz die Möglichkeit des Rückzugs, um wieder zu mir zu finden und meine Batterien aufzuladen. Da will ich mit niemandem etwas zu tun haben und einfach nur mein Ding machen mit dem, was mir eben gerade guttut. Genauso essenziell ist es für mich, meine Kreativität und mein Künstler-Sein leben zu können, indem ich Motorräder baue oder restauriere oder an meinen Oldtimern rumschraube, schreibe, musiziere oder mir Bühnenstücke ausdenke. Und, was es für mein Wohlbefinden absolut braucht, ist das Spüren meiner Verbundenheit zu meinem Körper, beispielsweise beim Sport oder bei einem Spaziergang in der Natur.

Eine weitere ›Zutat‹ in meiner Energiehygiene ist das bewusste Filtern und Entscheiden, welche Informationen, Nachrichten, Kanäle ich in mich hineinlasse. Was tut mir gut? Was zieht meine Energie ab? Dies sind Entscheidungskriterien für mich, die ich auch Dir sehr ans Herz legen möchte. Natürlich ist es wichtig, vor der Realität nicht die Augen zu verschließen. Die Frage ist jedoch, was ist die Realität und die Wahrheit und wie kann ich so für mich sorgen, dass ich meine Aufgabe hier auf der Erde erfüllen kann? Denn nur dann, wenn ich selbst mit Energie und hoher Schwingung gefüllt bin, kann ich auch bereichernd und unterstützend für andere da sein.

Da unser Darm dafür zuständig ist, nicht nur unser Essen, sondern auch unsere Eindrücke zu verdauen, ist es äußerst hilfreich für die Energiehygiene, auf eine sehr gute, ausgewogene Ernährung zu achten. So lege ich Wert auf leicht verdauliche Nahrungsmittel, die nicht entzündungsfördernd sind. Etwas, das ich Dir auch ans Herz legen möchte.

Impulse und Anregungen für den Umgang mit diesem Buch

Wichtig! Eins nach dem anderen

Dies hier ist der erste Band der Trilogie *Zurück zum Ursprung*. Ich habe *Zurück zum Ursprung* mit sehr viel Bedacht in den Dreischritt Muskel-Skelett-Apparat – Organe – Energetik gegliedert, da diese Bereiche aufeinander aufbauen. Es ist fundamental wichtig, dass Du die Bücher in dieser Reihenfolge durchgehst. Hierdurch bekommst Du die beste Unterstützung und gleichzeitig stellst Du sicher, dass Du Dir nicht selbst schadest.

Band 1, den Du hier in Händen hältst, beschäftigt sich mit dem Muskel-Skelett-Apparat, d. h. Deiner Wirbelsäule sowie Deinen Schultern, Armen, Händen, Hüften, Beinen und Füßen. Nicht nur ist es von großer Wichtigkeit, die drei großen Bereiche in der beschriebenen Reihenfolge zu lesen, sondern ebenso, den jeweiligen Band Kapitel für Kapitel durchzugehen, da auch diese energetisch aufeinander aufbauen. Die vorgegebene Anordnung hat ihren Sinn, den ich Dir im Folgenden erklären werde:

Als erstes müssen wir dafür sorgen, dass die Struktur, die unseren Energiefluss am meisten beeinflusst, nämlich unsere Wirbelsäule, frei von emotional und durch Glaubensmuster belasteten Spannungen und die dadurch auftretenden Verschiebungen ist, damit Energie überhaupt frei im Körper fließen kann.

Wenn unsere Muskulatur aufgrund alter, negativer Emotionen verspannt ist, verschiebt sich dadurch unser gesamtes Muskel-Skelett-System. Indem wir den Muskel-Skelett-Apparat emotional entlasten, kommt damit unser gesamter Körper wieder in die Entspannung. Wir sorgen also zunächst dafür, dass der Energiefluss nicht mehr durch negative Emotionen und Glaubensmuster behindert wird.

Im zweiten Schritt können wir dann die Organe von negativen Emotionen befreien und energetisch ausgleichen, damit die Energie auch in ihnen wieder ungehindert fließen kann. Sind alle Organe energetisch frei, kann die Lebensenergie jede Zelle erreichen und wir können uns mit der dritten Ebene, der Energetik, befassen – den Meridianen, Nadis und Chakren.

Achtest Du nicht auf die Reihenfolge Muskel-Skelett-Apparat – Organe – Energetik, kann es passieren, dass Du einen Energiestau in Deinen Organen erzeugst und dadurch mehr Schaden als Nutzen anrichtest.

Viele Menschen fragen mich, warum ich nicht als erstes das Energiesystem öffne. Der Grund hierfür liegt darin, dass es zu Schädigungen im System kommen kann, wenn auf den beiden ersten Ebenen, dem Muskel-Skelett-Apparat und den Organen, Blockaden vorhanden sind.

Auch, wenn Dir nur das Knie wehtut, beginne trotzdem mit dem ersten Kapitel zur Halswirbelsäule und geh *Zurück zum Ursprung* in seiner Gesamtheit Schritt für Schritt durch. Alles in uns hängt mit allem zusammen. Wir sind ein komplexes System und es gibt in unserem Körper keine isolierten Phänomene. Tut Dir etwas weh, steckt meist mehr dahinter als das, was an der Oberfläche sichtbar wird. Oft befindet sich die Ursache für ein Symptom an ganz anderer Stelle als der Schmerz.

Mit *Zurück zum Ursprung* bist Du auf einer Reise zu Dir selbst, die ihre Zeit braucht. Hier geht es um Heil-Werden, nicht um ein schnelles Beseitigen von Beschwerden. Nachdem Du einmal *Zurück zum Ursprung* komplett durchgegangen bist, kannst Du gerne nach Belieben einzelne Themen auswählen, die gerade für Dich aktuell sind, da Du dann über alle Informationen aus dem Feld von *Zurück zum Ursprung* verfügst.

Lass Dir zwischen dem Lesen der einzelnen Kapitel, die Dich selbst in Deinem Alltag und im Umgang mit Deinem Körper betreffen, jeweils etwas Zeit, damit Dein System die entstandenen Veränderungen integrieren kann. Und: Vertiefe Dich nur in den Momenten in die Themen dieses Buches, in denen Du Dich dazu hingezogen fühlst und es wirklich möchtest. Tauche dann voll ein und sorge dafür, dass Du möglichst nicht abgelenkt wirst, indem Du beispielsweise Dein Handy ausschaltest und Dir einen Ort suchst, an dem Du ungestört bist und zeitlich Open Space hast.

Wie Du Dich mit dem Feld von *Zurück zum Ursprung* verbindest

2017 habe ich *Zurück zum Ursprung* zum ersten Mal als Onlinekurs angeboten. Seitdem haben sich Tausende von

Menschen mit den Inhalten befasst und es werden immer mehr – ein kraftvolles Bewusstseinsfeld ist entstanden, das täglich an Kraft gewinnt. Durch Deine Auseinandersetzung mit diesem Buch bist Du Teil dieses Feldes und verbunden mit allen Lesern und Kursteilnehmern, die sich in Vergangenheit, Gegenwart und Zukunft mit *Zurück zum Ursprung* beschäftigt haben, beschäftigen und beschäftigen werden. Je besser Du Dich öffnen kannst, je mehr Du in die Inhalte eintauchst und zu Deinem Ursprung zurückfindest, desto mehr unterstützt Du auch alle anderen.

Du kannst Dir das Bewusstseinsfeld von *Zurück zum Ursprung* wie eine goldene Kugel voller Licht, Freude, Liebe, Kraft, Gesundheit und Kreativität vorstellen, die alles für Dich beinhaltet, was Du auf dem Weg zurück zu Dir selbst brauchst. Ich lade Dich ein, Dich ganz bewusst mit diesem Feld zu verbinden.

Die Absicht, daran anzudocken, genügt, um hineinzugelangen – und dann lass los und vertraue. Mehr ist nicht zu tun. Du verbindest Dich, nimmst Dir, was Du brauchst, verinnerlichst und integrierst. Alles, was hinderlich ist, was Stress auslöst, fließt einfach ab und alles, was Dich darin unterstützt, immer leichter und liebevoller Dir selbst gegenüber zu werden, kann hinzukommen. Fröhlichkeit, Spiel, Spannung, Faszination, Neugierde und vollkommene Liebe sind Dein Geburtsrecht und es ist so wichtig, dass Du wieder damit in Verbindung kommst!

Wenn Du Dich mit der reinen Absicht des Andockens ans Feld schwertust, wähle etwas, das besser für Dich funktioniert. Du könntest Dir beispielsweise vorstellen, wie Du Dich mit einem Stecker ins Feld einstöpselst oder einen physischen

Schritt gehen, der das Betreten des Feldes für Dich symbolisiert. Ein Einführungsvideo zu diesem Thema findest Du unter den Download-Links im Anhang.

Feldarbeit ist Matrixarbeit

In Deiner Matrix ist alles enthalten. Das vollständige Ganze, aber auch alle Deine Verletzungen. Sollte Deinem physischen Körper durch eine Operation oder Amputation ein Organ oder ein Körperteil fehlen, so ist es also immer noch in seiner perfekten Form in Deiner Matrix vorhanden, sowie eben auch das Fehlen oder die Narbe. Das ist dann zu viel verwirrende Information. Also nehmen wir, um dem Körper und dem Bewusstsein zu helfen, die Information des Fehlens oder einer Narbe wieder heraus und der Körper kann so wieder heilen.

Der achtsame Umgang mit den Inhalten

Nimm Dir Zeit für Deine Entwicklung. Spirituelle, energetische Arbeit braucht Ruhe und Zeit. Lass Dir also zwischen den einzelnen Kapiteln zwei bis drei Tage Zeit zum Setzen-Lassen und Integrieren. So können sich Dein Körper und Dein Bewusstsein in aller Ruhe an die energetischen Veränderungen anpassen und sie tief verankern.

Wenn Du magst, finde eine verlässliche Person, die mit Dir durch *Zurück zum Ursprung* geht. So fällt es leichter, dranzubleiben und Du hast jemanden, mit Dem Du Dich über Deine Erfahrungen austauschen kannst.

Melde Dich zum ›Daily Smile‹ an. Die kurzen, täglichen E-Mails unterstützen Dich in einem positiven Lebensstil und helfen Dir, mit dem Feld von *Zurück zum Ursprung* in Kontakt zu bleiben. Das geht ganz einfach über meine Homepage www.andreasgoldemann.com

Achtung – Gefahr positiver Veränderungen!

Vorsicht – das Lesen dieses Buches führt zu positiven Veränderungen im Leben und das könnte sich gefährlich anfühlen, da es Deine bisherige Realität infrage stellt. Zu den Nebenwirkungen des Arbeitens mit diesem Buch gehören ein erweitertes Bewusstsein und Veränderungen in Deinem Leben – auf den verschiedensten Ebenen wie der körperlichen, freundschaftlichen oder auch der partnerschaftlichen Ebene. Dinge fallen weg und neue kommen hinzu. Stelle Dich also auf Wandel ein. Möchtest Du das lieber nicht, weil Du lieber in Deinem jetzigen Zustand bleiben möchtest, dann solltest Du dieses Buch nicht lesen.

Wenn Dein Körper loslässt und sich energetisch neu ausrichtet, kann es sein, dass Du Dich den einen oder anderen Tag müde und abgeschlagen fühlst – sei versichert, das geht schnell wieder weg. Gib Dir den Raum und die Zeit des Verarbeitens.

Was tun, wenn sich Dinge verschlechtern, innerer Widerstand aufkommt oder gar nichts passiert?

Fühle einmal in Dich hinein und frage Dich: Darf ich gesund sein? Darf es mir gut gehen? Darf ich Fülle erleben?

Viele Menschen haben energetische Verhaftungen, Elementale und Fremdenergien, die an ihnen haften und die ihre Wahrnehmung der Realität mitbestimmen und färben. Wir sind an sie gewöhnt und sie fallen uns in der Regel nicht auf. Geht es nun ans Ablösen negativer Emotionen, kann es sein, dass dieser Prozess sich unangenehm anfühlt und wir in den inneren Widerstand gehen, da wir mit einem Teil von uns konfrontiert werden, der eine bestimmte Strategie genutzt hat, um einen bestimmten Lebenssinn, Lebenszweck aufrechtzuerhalten. Dies kann zu starkem Stress führen.

Vertraue dem Prozess und sei in ihm präsent. Intuitive Arbeit erfolgt ohne Absicht und ohne Vorstellung – sei also nicht zu ergebnis- oder problemorientiert und nutze die Kraft der erwartungslosen Neugier. Immer, wenn wir unsere Erwartung, Vorstellung und Idee davon aufgeben, wie eine Sache oder ein Prozess sein sollen, eröffnet sich für uns die Chance, so viel tiefer zu gehen. In dem Augenblick, da Du Deine Erwartungshaltung komplett rausnimmst und einfach nur neugierig bist wie ein Kind, kann Dich das Leben mit all den Möglichkeiten und positiven Erlebnissen überraschen, die Dir zustehen. Wenn Du Dich jedoch darauf fixierst, was oder wie etwas passieren soll, ist es, als würdest Du die Energie am Fließen hindern. Es ist so schön, macht so frei und leicht, die Erwartungen loszulassen und ganz in das Gefühl der Freiheit, der Glückseligkeit und Leichtigkeit hineinzugehen. So öffnest Du Dich für viel mehr Geschehen und viel mehr Geschwindigkeit in dem Geschehen.

Sollte Dein Schmerz nicht gleich weggehen oder Dein Problem sich nicht umgehend lösen: Beobachte, gib aber keine Energie in den Schmerz oder das Problem. Durch das Arbeiten mit *Zurück zum Ursprung* wird die Absicht zur Lösung gesetzt, das Lösen selbst braucht möglicherweise etwas mehr Zeit. Veränderungen zeigen sich übrigens gerne erst einmal sehr subtil im Verhältnis zu unserem Umfeld und uns selbst. Es ist auch möglich, dass, wenn Du in einem Bereich Erleichterung erfährst, andere Bereiche zunächst überreagieren. Mach Dir dazu keine großen Gedanken, dies ist in der Regel nur vorübergehend und innerhalb kurzer Zeit wieder vorbei.

Um gute Ergebnisse leichter zu erreichen, hilft es außerdem, keine Erwartungen zu haben. Lass los! Ich weiß, das ist paradox, hast Du doch das Buch gekauft, da Du Lösungen möchtest und auch etwas davon erwartest. Ja klar – und doch, lies einfach das Buch, lass es auf Dich wirken, sei neugierig, fasziniert, wie ein kleines Kind, dass das Leben entdeckt, Aha-Erlebnisse hat und sich freut über die Wunder, die das Leben so bringt. Ein Kind erwartet nichts – es erlebt, lernt, vertieft und dehnt sein Bewusstsein darüber hinaus aus. Du warst einmal ein Kind, Du weißt wie das geht – und hey, das ist ganz einfach! Okay?

Hier ist noch ein kleiner Trick, um anhaftende Energien zu lösen: Mische etwas Olivenöl mit ein wenig Himalaya-Salz und reibe Deinen ganzen Körper damit sanft ein. Ein weiteres Mittel, um hartnäckige Energien loszuwerden, ist reine Sheabutter. Du kannst sie für wenig Geld in der Apotheke kaufen. Während wir hier bei uns Sheabutter normalerweise zur Körperpflege verwenden, nutzen afrikanische Schamanen sie, um Fremdenergien abzuhalten und zu lösen. Körperstellen, an denen sich gerne Fremdenergien anhaften, sind unser siebter Halswirbel sowie unsere Armbeugen, Kniekehlen, Hand- und Fußgelenke. Reibe diese besonders gründlich ein. Sollte das noch nicht reichen, kannst Du die Sheabutter noch mit ein paar Tropfen Palo Santo- und/oder Hinoki-Öl anreichern.

Deine Körperwahrnehmung ist eine Lebensaufgabe!

Viele Menschen haben kein Gespür mehr für ihren Körper und können nicht mehr wahrnehmen, was in ihm passiert, weil sie gar nicht wirklich in ihrem Körper sind. So nehmen sie beispielsweise nicht wahr, wo sie ausweichen oder weniger flexibel sind und fühlen ihre Emotionen nicht in ihrem Körper, sondern nur die Auswirkungen und den damit verbundenen inneren Dialog in ihrem Verstand.

Körperbewusstsein und Körperpräsenz sind essenziell. Damit Du ein Gewahrsein dafür entwickelst, wie es Dir in Deinem Körper und in Deiner Emotionalität geht und nachvollziehen kannst, welche Veränderungen sich im Laufe des Arbeitens mit den einzelnen Kapiteln von *Zurück zum Ursprung* ergeben, findest Du in jedem Kapitel Impulse zum In-Dich-Hineinspüren. Überspringe sie nicht, sie sind wesentlich für Deinen Entwicklungsweg! Und: Wenn Dir nicht jede der kleinen Übungen körperlich genau so möglich ist, wie beschrieben, mach sie einfach Deinen Fähigkeiten entsprechend – selbst, wenn dies bedeutet, dass Du sie lediglich in Deiner Vorstellung machst.

Hier noch ein kleiner Hinweis zur Sitzhaltung, insbesondere für die Meditations-Übungen, die ich Dir zeigen werde: Da ich größten Wert auf einen hohen Energiefluss lege, setze Dich bitte nicht in den Lotussitz. Durch die Verschränkung der Beine fließt sonst durch den unteren Teil Deiner Pranaröhre (Energieröhre in der Mitte Deines Körpers, in der alle Hauptchakren lokalisiert sind) keine Energie mehr von unten zu Deinem Wurzelchakra. Setze Dich einfach auf Deine Unterschenkel, einen Sitzball oder die Stuhlkante, dann ist Deine Wirbelsäule automatisch aufrecht und die Energie fließt gut. Eine aufrechte Sitzhaltung ist für einen optimalen Energiefluss unabdingbar.

Im Laufe Deiner Reise zurück zu Deinem Ursprung wirst Du Deinen Zustand, Dein Befinden, immer besser fühlen und damit auch korrigieren können. Auf diese Weise wirst Du lernen, Dich in einer Krise oder Konfrontation schnell wieder in Ordnung zu bringen und kannst Dir einfach und unkompliziert die Erlaubnis geben, wieder in die Leichtigkeit und Wachheit hineinzukommen.

Viel trinken ist fundamental

Wenn Du genügend trinkst, also dafür sorgst, dass Du genügend Flüssigkeit in Deinem Körper hast, dann tust du das Beste für Dich. Deine Nieren arbeiten besser, Dein Blut ist dünnflüssiger, Deine Lymphe fließt besser, Du kannst besser denken, bist leistungsfähiger. Ganz viele Menschen haben beispielsweise täglich Kopfschmerzen oder Verstopfung, weil ihnen schlichtweg Wasser fehlt. Regelmäßiges Trinken in der richtigen Menge würde hier oftmals schon helfen. Pro 25 kg Körpergewicht solltest Du täglich etwa einen Liter Flüssigkeit zu Dir nehmen, wenn Du viel Sport treibst, einen Liter pro 20 Kilo. Durch ausreichendes Trinken hilfst Du Dir auch gleichzeitig, dass eine neue Informierung oder eine Transformation, die in seelischen, psychischen und körperlichen Ebenen stattfindet, sehr viel schneller erfolgt. Da Wasser eines der vier Elemente ist, steht es energetisch mit jeder Zelle Deines Körpers in Verbindung. Gut gewässert, dauert eine Neu-Informierung jeder Zelle des Körpers maximal sieben Minuten. Und bitte: Nur Wasser ist Wasser. Tees sind okay, alle weiteren Getränke sind als Nahrungsmittel zu betrachten.

Gähnen ist gut!

Es könnte sein, dass Du in der Auseinandersetzung mit *Zurück zum Ursprung* vermehrt gähnen musst. Das ist ein gutes Zeichen! Das Gähnen ist ein Signal dafür, dass unsere Strukturen aufmachen und sich Dinge lösen, die nicht mehr notwendig sind. Sie werden über den Atem freigesetzt. Insbesondere, wenn Du merkst, dass Dir das Gähnen Kraft gibt, ist dies ein Hinweis darauf, dass Du Energien ablöst, die Dich stark belastet haben.

Hier noch ein kleiner Hinweis: Wenn Du in der Gesellschaft einer bestimmten Person sehr viel gähnen musst und Dich belastet fühlst, kann es sein, dass Du für Dein Gegenüber das

Ablösen von Informationen übernimmst. Das ist wie eine Art Therapie. Ist das für Dich in Ordnung, dann mach das ruhig. Solltest Du allerdings merken, dass es Dich arg anstrengt und erschöpft, überlege Dir, ob Du für diesen Menschen therapeutisch tätig sein möchtest.

Muskelkater? Kann passieren!

So verrückt es klingt, es ist möglich, dass Du hin und wieder bei der Auseinandersetzung mit diesem Buch Muskelkater bekommst und damit merkst, dass Dein Körper kurzzeitig in die Übersäuerung geht. Dies liegt daran, dass Dein Dich-Beschäftigen mit den Inhalten von *Zurück zum Ursprung* tief in Deine Strukturen hineingeht. Durch das stärker fließende Chi beginnen sich unter anderem Strukturen zu öffnen, die säurehaltig sind. Diese Säure kann zu einem kleinen Muskelkatergefühl führen. Solltest Du solch eine Muskelkatererfahrung machen, trinke viel Wasser und nimm ein Salzbad, wie zum Beispiel das Salz vom Toten Meer oder Jentschuras Basenbad (MeineBase®).

Mach den Zungen-Check!

Unser heutiger Alltag ist sehr stressbeladen. So viele Reize prasseln auf uns ein, mit denen wir umgehen müssen. Handy, Fernseher, Internet, tausend Nachrichten, die von allen Seiten kommen. Schon lange können wir uns an diese Reizüberflutung nicht mehr anpassen und haben es dadurch verlernt, unseren Bedürfnissen zu folgen. Dr. Hans Seyle, der Vater der Stressforschung, nennt dies das ›General Adaptive Syndrome‹ (GAS, zu Deutsch: generelles Anpassungssyndrom).

Du hast sicher schon öfter gehört, dass unsere Emotionen Auswirkungen auf unseren Körper haben. Das geschieht im Positiven wie im Negativen. Doch wo im Körper zeigen sie sich und wie docken sie an?

Der Stress und die damit verbundenen negativen Emotionen, die Du erlebst, erreichen drei Stellen im Körper zuerst: Kiefer, Zahnfleisch und Zunge. Die Kiefermuskulatur verspannt sich. Das Zahnfleisch fängt auch an zu spannen und drückt die Zähne aneinander, sodass man das Gefühl hat, keinen Raum mehr zwischen den Zähnen zu haben. Der dritte Punkt, in dem sich Stress zuallererst zeigt, ist die Zunge. Damit verbunden beginnt sich die Muskulatur der Wirbelsäule zu verspannen, das Zwerchfell ist dann nicht mehr offen und es findet wenig Tiefenatmung statt. Da die Teile des Muskel-Skelett-Apparats wie bei einer Marionette miteinander zusammenhängen, beeinflusst der kleinste Teil somit alles. Wir fühlen uns dann ›neben der Spur‹, können nicht mehr klar denken und haben Wahrnehmungen wie »Ich kann nicht mehr«, »Ich muss mich wehren«, »Ich will mich ausdehnen«, »Das ist zu viel für mich« oder »Ich beiß gleich zu!«

Doch zurück zur Zunge: Unsere Zunge steuert unsere Atmung und unser Bewusstsein. Je nachdem, wo sie in Deinem Mund liegt, sorgt sie für den größten Stress oder die tiefste Entspannung. Drückt sie mit ihrer ganzen Fläche gegen den Gaumen, bist Du im Flucht-Kampf-Reflex, Dein Sympathikus ist aktiv, Du beginnst Dich anzuspannen und kannst nicht frei und tief atmen. Dein Blut wird dann vorrangig in die Arme und Beine gepumpt und Organe und Gehirn sind nicht genügend mit Blut versorgt.

Wenn wir dagegen die Zunge komplett im Zungengrund ablegen, sind wir total am Chillen, das System ist völlig offen, unser Parasympathikus ist aktiv und wir fühlen uns, als würden wir wegschmelzen. Diese Zungenstellung kannst Du sehr gut nutzen, um Dich vollkommen zu entspannen.

Doch dies sind beides extreme Zustände, jeweils an einem Ende der Skala von mega-entspannt bis vollkommen verkrampft und angespannt. Wie immer ist es gut, die goldene Mitte zu finden – den Zustand entspannter Aufmerksamkeit, den Du zum Aufnehmen neuer Informationen wie beim Lesen dieses Buches benötigst. Dafür ist es wichtig, die Zunge entspannt im Mund ruhen zu lassen, während ihre Spitze ganz zart das Zahnfleisch hinter den oberen Schneidezähnen berührt. Dadurch ist Deine Atmung offen, Du bist relaxt und kannst gleichzeitig gut fokussieren.

Ich kann Dir das Checken Deiner Zunge nicht genug ans Herz legen! Überprüfe die Stellung Deiner Zunge täglich immer und immer wieder mal – nicht nur während Deiner Beschäftigung mit *Zurück zum Ursprung* – und greife korrigierend ein, wenn sie wieder einmal mit zu viel Druck an Deinem Gaumen klebt. Machst Du Dir diesen kleinen Kniff zur Gewohnheit, wirst Du merken, wie viel entspannter Dein Leben wird. Gleichzeitig holst Du Dich durch die Aufmerksamkeit auf Deine Zunge und Deinen Körper wieder in den Zustand der Präsenz, in dem Du Energie von außen aufnimmst. Hast Du Dich von jemandem aus dem Lot bringen lassen und fühlst Dich emotional herausgefordert, findest Du hierdurch wieder in Deine Mitte zurück. Sollte die Person noch im Raum sein, wird sie das Interesse, Dich herauszufordern, verlieren, da ja Deine Aufmerksamkeit und Energie wieder bei Dir sind.

Wundere Dich bitte nicht, wenn sich der hintere Teil Deiner Zunge im Schlaf nach oben zieht, das ist vollkommen normal und sorgt dafür, dass Du keine Schlafapnoe hast.

Hier noch ein weiterer Tipp, der Dich darin unterstützt, Gewahrsein und Präsenz zu trainieren: Stelle Dir immer wieder die folgenden Fragen: Was mache ich gerade? Wo bin ich gerade – psychisch und physisch? Wie fühlt sich das an, wo ich gerade bin? Passt das? Wenn nicht: Was brauche ich, damit es mir gut geht?

Wenn es für Dich gerade passt, Dich mit den Inhalten dieses Buches zu beschäftigen, so ist das wunderbar. Fühlt es sich nicht stimmig an, dann leg das Buch zur Seite und nimm es erst wieder zur Hand, wenn es sich frei und leicht anfühlt. Sorge dafür, das zu tun, was Du brauchst, um Dich wohlzufühlen. Das hat nichts mit Egoismus zu tun, sondern lediglich mit einer ganz natürlichen Haltung, die Tiere übrigens auch haben. Tiere tun immer das, was für sie gerade das Richtige ist. Sie und auch wir streben nach Harmonie und Balance.

Downloads zum Buch

Allein das Lesen dieses Buches und das Verbunden-Sein mit dem Feld von *Zurück zum Ursprung* können bereits sehr viel an positiver Veränderung in Dir bewirken. Des Weiteren unterstützen Dich folgende Downloads, die Dir kostenlos zur Verfügung stehen:

1. Sound zur Herzensöffnung (Audio)
2. Reconnecting Mantra (Audio)
3. Wie Du Dich mit dem Feld verbindest (Video)
4. Demonstration der verschiedenen Körperübungen dieses Buches (Video)
5. Bestimmung der Händigkeit (Video)
6. Ausrichtung der Polarität (Video)
7. Vorher-Nachher-Betrachtung (pdf)

Den Link zu den Downloads findest Du im Anhang.

Eine kleine Erinnerung

Da es mir wirklich wichtig ist, möchte ich Dich nun zum Schluss meiner Einleitung noch einmal daran erinnern:

Die Inhalte dieses Buches und ihre energetischen Komponenten bauen aufeinander auf. Geh ein Kapitel nach dem anderen mit Ruhe und Aufmerksamkeit durch. Hast Du *Zurück zum Ursprung* einmal in der vorgegebenen Reihenfolge durchlebt, kannst Du dieses Buch auch gerne als Nachschlagewerk benutzen.

Die Reise beginnt. Ich freue mich, Dich zu begleiten.

Wichtige Begriffe und Konzepte

In diesem Abschnitt möchte ich Dir Begriffe und Konzepte erklären und an die Hand geben, die Dir ein tieferes Verständnis zu *Zurück zum Ursprung*, meiner Arbeit und meinem Verständnis des Lebens und des Seins, der Spiritualität, der Emotionen und der Gesundheit vermitteln sollen. Sie sind wie ein buntes Sammelsurium an Inhalten, die teilweise zusammenhängen und aufeinander aufbauen, überwiegend jedoch wie Mosaiksteinchen für sich selbst stehen und doch in ihrer Gesamtheit ein größeres Bild erschaffen.

Spiritualität

Für mich ist Spiritualität die Akzeptanz des Geistes als Realität. Geist ist Realität. Bewusstsein ist Realität und Bewusstsein erschafft Realität im Außen, in der materiellen Welt. Unsere Gedanken, Gefühle, Emotionen und Handlungen sorgen dafür, dass eine bestimmte Realität entsteht. Damit unterliegt unser Körper in seiner Frequenz und seinem Energiegehalt unserem Denken, Fühlen und unseren Vorstellungen. Ein spiritueller Mensch ist sich seiner Gedanken, Gefühle, Emotionen, Aktionen und Reaktionen bewusst und übernimmt dafür die vollkommene Verantwortung.

Bewusstseinsfelder

Ein Bewusstseinsfeld ist die Masse des Kollektivs, das sich mit einem Thema beschäftigt. Ist viel Aufmerksamkeit drin, ist dieses Feld stärker ausgeprägt. Wird es selten genutzt, ist es schwieriger, anzudocken – im Positiven wie im Negativen. Felder können leicht aufgebaut werden, wenn man mit Emotionen, insbesondere mit negativen Emotionen wie Ängsten, Sorgen oder Befürchtungen arbeitet.

Zurück zum Ursprung ist ein sehr positives Feld, in dem Liebe, Heilung, Freude, Ausdehnung, Leichtigkeit, Faszination, Kreativität, Mitgefühl, Miteinander, Würde, Respekt, Mut, Spiel, Unvoreingenommenheit, Stille, Frieden und noch vieles mehr enthalten sind. Weil Tausende von Menschen damit gearbeitet haben, ist es für diejenigen leicht anzudocken, die neu dazukommen.

Es gibt morphische und morphogenetische Felder. Ein morphisches Feld ist ein Feld der Wiederholungen des Bewusstseins. Seine Inhalte werden über das Bewusstsein geschaffen und verankert. Das Feld von *Zurück zum Ursprung* ist solch ein morphisches Feld.

Das morphogenetische Feld ist das Feld, das Deiner ersten Zelle sagt: »Hallo, Du hast zehn Finger, zehn Zehen, zwei Arme und zwei Beine.« Es ist das Feld, das die Genetik vorgibt, und in dem auch vollkommene Gesundheit und Freiheit verankert sind. Es ist wie eine Blaupause, die unabhängig von unserem Bewusstsein existiert. Das morphische Feld von *Zurück zum Ursprung* steht in Verbindung mit dem morphogenetischen Feld.

In einem morphischen Feld kann die größte Freude verankert sein, aber auch der größte Schmerz, je nach dem, an welches Feld Du andockst. Ein kollektiver Schmerzkörper ist ein Beispiel für ein sehr niedrig schwingendes morphisches Feld – hierzu gehören das kollektive Schuldbewusstsein in Deutschland, Rassismus oder auch religiöse Themen wie die Erbsünde.

Frequenzen, Emotionen, Verbindungen mit gleichschwingendem Gewebe

Jedes Gewebe hat eine bestimmte Frequenz. Eine Leberzelle beispielsweise schwingt anders als eine Nierenzelle. Gleichzeitig haben unsere Chakren, die sich im Energiekörper befinden, verschiedene Schwingungen. Jedes Chakra nimmt Chi – Lebensenergie – auf, aber auch andere Frequenzen. Daher kommt es, dass man den einzelnen Chakren verschiedene Farben zuordnet. Die jeweilige Energie, die für eine bestimmte Organstruktur notwendig ist, wird durch das entsprechende Chakra in den Körper gezogen.

Unsere Nieren, um ein weiteres Beispiel zu nennen, sind mit dem Sexualchakra und dem Element Feuer verbunden. Sie brauchen die Feuerenergie, um sauber arbeiten zu können. Ist jemand sehr traurig, löscht dies im energetischen Sinne das Feuer aus. Die Emotion der Trauer geht direkt auf die Niere und schwächt sie. Ihre Struktur verklebt dann und sie ist damit nicht mehr in ihrer natürlichen Schwingung.

Man könnte auch sagen, dass eine negative menschliche Emotion die natürliche Frequenz eines Organs ›überschreibt‹ und infolgedessen Ungleichgewicht und Erkrankungen entstehen können. Der Körper auf der physischen Ebene und der

Verstand auf der psychischen Ebene sind dann nicht mehr voll funktionsfähig. Dies erkennt man auch an den Reaktionen, die die Person dann lebt und erlebt. Die zugehörige negative Emotion ist die Ursache, warum ein Mensch diese Verhaftung und Belastung in den Geweben hat und nicht mehr frei ist. Sie sorgt des Weiteren dafür, dass die Energie auch im entsprechenden Chakra nicht mehr voll fließt.

Leider werden Zusammenhänge zwischen unseren Emotionen und der Befindlichkeit unseres Körpers in unserer allopathischen, westlichen Medizin selten erforscht, da die meisten Studien ja von den Pharmakonzernen bezahlt werden. Hier bei *Zurück zum Ursprung* stehen genau diese Themen und Zusammenhänge im Mittelpunkt der Betrachtungen.

Negative Emotionen

Negative Emotionen speichern sich, wie bereits beschrieben, im Gewebe ein. Gleichzeitig veranlassen sie limitierende Verhaltensmuster. So kann es beispielsweise sein, dass wir uns, obwohl wir sonst selbstbewusst durchs Leben gehen, in der Gegenwart einer bestimmten Person oder eines bestimmten Tonfalls wie auf Knopfdruck kleinmachen. Dies kommt daher, dass durch auslösende Situationen eingespeicherte negative Emotionen getriggert werden und wir dadurch aus dem Gleichgewicht geraten. Ein Auslöser reaktiviert dann alte, in uns abgespeicherte Emotionen, die bisher nicht aufgelöst wurden.

Der Auslöser aktiviert dann in Verbindung mit einer negativen Emotion ein bestimmtes Verhalten, das mit dieser

Emotion in Verbindung steht. Diese ungelöste Emotion färbt unsere Sicht auf die Welt und unsere Rolle in ihr. Manchmal ›schlafen‹ diese Emotionen Jahre, ja gar Jahrzehnte in uns, bis sie durch eine bestimmte Situation wieder hervorgerufen werden – und plötzlich kehren wir in Verhaltensmuster zurück, die wir längst hinter uns gelassen zu haben glauben oder erleben eine Handlungsweise in uns, die wir noch nie so wahrgenommen haben. Das kann auch etwas Positives sein.

Hier ist ein Beispiel: Eine Freundin von mir war nach der Trennung von ihrem Partner – einer Trennung im Frieden und in gegenseitigem Einverständnis – wochenlang am Weinen und konnte dies überhaupt nicht verstehen. Bis sie den Zusammenhang zur ursprünglichen Wunde fand: Ihre Mutter war gestorben, als sie sechs Jahre alt war, und die Trennung vom Partner hatte das Gefühl des Verlassenwerdens und des Verlustes reaktiviert.

Warum ist das Leben oft so problembehaftet?

Wie kommt es, dass für die meisten von uns das Leben so sehr problembehaftet und von Schmerz geprägt ist? Im Optimalfall ist ein Kind ein Wunschkind und entsteht in einer Beziehung, die von tiefer Liebe geprägt ist. Bei der Zeugung hält der göttliche Funke für ein neues Leben Einzug. Ein erstes Problem kann hier bereits entstehen, wenn die Frau bei der Empfängnis keinen Orgasmus hat. Der Moment des Höhepunkts beim Sex ist wie ein Reset, bei dem aller Stress, alle Spannung und alle negativen Emotionen losgelassen werden können. Ein Orgasmus ist damit eine Nullpunkt-Erfahrung, die Empfängnis eines Kindes reine Schöpfung. Diese Fähigkeit zum Loslassen, diese Lebendigkeit, diese Fülle, diese Gesundheit – sie alle übertragen sich hier mit auf das Kind.

Ein Mensch, der so gezeugt wird, steht voller Energie, Kraft, Potenzial und Selbstverständlichkeit im Leben. Ein Kind, das von seinen Eltern aus ganzem Herzen gewollt ist, wächst in einer stabilen Familienstruktur auf und erhält den Raum, sich zu entwickeln. Es wird in Liebe begleitet – nicht geformt oder unterdrückt. Würden wir alle auf diese Weise – mit Liebe und Bewusstsein – mit der Schöpfung neuen Lebens umgehen, hätten wir keine Überbevölkerung und keine der Probleme, mit denen fast jeder von uns kämpft.

Vakuum füllen

Wenn etwas Negatives abgelöst wurde, entsteht ein Vakuum. Dieser Raum muss bewusst neu ›bestückt‹ werden – beispielsweise mit Liebe, Licht oder Freude –, sonst füllt er sich mit recht großer Wahrscheinlichkeit wieder mit etwas, das dem Vorherigen ähnlich ist. Dann wechselt lediglich das Muster, beispielsweise von Rückzug zur Frustration.

Um das Vakuum zu füllen, musst Du es Dir wert sein, Liebe, Licht oder Freude zu erfahren. Es Dir gönnen, Dich daran erfreuen, es wollen.

Dein Körper kennt die Wahrheit

Ausgesprochene und gelebte Wahrheit und Wahrhaftigkeit zeigt sich sofort im Energiezustand und -verhalten des Körpers. Oft nehmen wir dies als ›Ganzkörper-Ja‹ (Full-Body-Yes) wahr.

Wir Menschen stellen gerne mit unserem Verstand empfundene Wahrheit in Frage. Damit überlagern wir denjenigen, der nicht lügt: unseren Körper. Der Körper spricht immer die Wahrheit. Er zeigt uns genau, wo es hingeht. Für ihn gibt es außer seinem Tod keinen Gewinn oder Verlust, für ihn existieren nur Zustände. Unser Ego-Bewusstsein lügt jedoch gerne mal, wenn es in einer Gewinn-Verlust-Rechnung verhaftet ist.

Ist der Körper in einem Ja, fühlt er sich weit, kraftvoll und gleichzeitig in einem Gefühl von Ausdehnung, Tiefe und einem Flow von Energie an. Bei einem Nein zieht es den Solarplexus zusammen, der Körper krümmt sich und wird schwer. Die Energie sinkt und etwas fühlt sich unangenehm an.

Fokussiere Dich auf das, was Du möchtest, nicht auf das, was Du nicht willst!

Unser Bewusstsein denkt in Bildern und Träumen. Mit dem Wort ›nicht‹ kann es nichts anfangen und übergeht es somit einfach. Du kennst es bestimmt, das Beispiel mit dem rosa Elefanten. Wenn ich Dir sage: »Denk nicht an einen rosa Elefanten«, siehst Du genau das vor Deinem inneren Auge: einen rosa Elefanten. Trotz des Wörtchens ›nicht‹ ist das Bild da. Nehmen wir nun einmal an, Du ärgerst Dich über jemanden, der zu spät kommt und sagst: »Ich möchte nicht, dass Du immer zu spät kommst.« Da unser Bewusstsein das Wörtchen ›nicht‹ auslässt, wird aus Deiner Aussage: »Ich möchte, dass Du immer zu spät kommst.« Das ist der Impuls, den Du gibst, weil unser Bewusstsein eben in Bildern denkt. Das Universum wiederum reagiert auf diese Bilder und die dazugehörigen Emotionen. Was daraus resultiert, ist, dass Du mehr von dem bekommst, was Du nicht möchtest.

Ähnlich verhält es sich, wenn Du Dich auf Gegebenheiten fokussierst, die Du nicht oder nicht mehr willst, wie einen Arbeitsplatz, einen Gesundheitszustand oder eine Beziehung. Indem Du Deine Wahrnehmung auf das Unerwünschte richtest, hältst Du es fest, die Resonanz bleibt bestehen und Du bekommst weiterhin genau das, was Du loswerden möchtest.

Sei auch vorsichtig mit Verallgemeinerungen. Worte wie ›ständig‹, ›laufend‹, ›immer‹, ›nie‹, schaffen eine unumstößliche Wahrheit bezüglich des Lebens oder einer Person. Wenn du denkst und innerlich siehst, dass Dein Partner immer zu spät kommt, ist das ein Teil der Realität, die Du interpretiert, dokumentiert und damit erschaffen hast. Da es Deine Realität ist, willst Du auch, dass sie existiert. Du bestehst also sogar noch darauf, dass der Andere zu spät kommt. Wäre er plötzlich pünktlich, würde Deine Realität nicht mehr stimmen und das, obwohl ein Teil von Dir ja unbedingt will, dass sie sich eben positiv verändert. Um wirkliche, positive Veränderung zu erreichen, musst Du Deine Glaubensmuster und Deinen inneren wie äußeren Dialog prüfen und lösungsorientiert anpassen.

Wie Manifestieren funktioniert

Viele Menschen haben wenig Erfolg mit dem Manifestieren. Sie versuchen mit Hilfe von Seminaren, Vision Boards und anderen Hilfsmitteln, ihre Wirklichkeit zu erschaffen, indem sie an ihre Visionen denken und glauben. Der Grund für das oftmalige Nicht-Eintreten ihrer Wünsche liegt darin, dass sie sich zwar oft über ihre Ziele und Visionen klar sind und sie sich deren Erfüllung wiederholt vorstellen, dabei aber in dem Bewusstseinszustand leben, dass sie das, was sie möchten, noch nicht haben. Damit leben sie im Mangel und ziehen folglich noch mehr Mangel an. Sie übersehen in ihrem Manifestieren eine unverzichtbare Komponente: das Fühlen.

Wie fühlt es sich an, wenn Deine Vision manifestiert ist? Verkörperst Du Dein künftiges Leben im Hier und Jetzt? Manifestation funktioniert über Resonanz – wir ziehen das in unser Leben, was unserer Schwingung entspricht. Um also in physischer Form zu bekommen oder zu erleben, was wir uns wünschen, müssen wir im gegenwärtigen Moment, ohne jegliches Gefühl von Mangel, in der Frequenz unserer erfüllten Wünsche leben. Wenn Du in Deiner inneren Fülle bist – Fülle an Freundschaft, Liebe, Gesundheit, Geld – ist sie Deine Realität, die sich dann auch in physischer Form manifestieren kann.

Überlege Dir also, was es ist, das Du möchtest und spüre es in Dir. Gib Deine ganze Aufmerksamkeit darauf. Wie fühlt sich das an, was Du willst? Hierdurch erzeugst Du eine ganz spezifische Resonanz und sagst dem Universum: »Hallo, das möchte ich erleben!« Kannst Du sie fühlen, die Liebe, Gesundheit, Freude, Freiheit, Beweglichkeit, Faszination, die Fülle, was immer es ist? Und dann lass los.

Deine Sexualkraft, die sich in Deinem Becken sammelt, kann Dir hierbei helfen. Sie ist reine Schöpfer-Energie und Du kannst sie für das nutzen, was Du für Dich kreieren möchtest. Dazu spürst Du tief in Deinen Bauch- bzw. Schoßraum hinein, bis sich dort ein warmes Gefühl einstellt. Mit dieser Wärme verbindest Du dann das Gefühl der Fülle im entsprechenden Lebensbereich.

Von großer Bedeutung ist beim Manifestieren übrigens auch Deine Sprache. Hüte Dich vor verbalen Ausdrucksformen des Mangels. »Streben nach ...« besagt beispielsweise, dass Du das Gewünschte noch nicht hast und Du in der Frequenz des Mangels bist. Der Fokus auf Mangel erzeugt, wie bereits erwähnt, mehr Mangel. Strebe also nicht nach Liebe, lebe Liebe. Tanze nicht für Regen, tanze Regen. Sag nicht »Ich bete für Deine Gesundheit«, sondern »Mögest Du immer gesund sein.« Sag nicht »Ich wünsche Dir ...«, sondern »Mögest Du ...«.

Überprüfe außerdem Deine Verwendung der Wörter ›aber‹ und ›eigentlich‹ gründlich. »Es war ein toller Workshop, aber er war viel zu lang« erklärt alles, was vor dem ›aber‹ kommt, für nichtig – es war also kein toller Workshop. Ein ›eigentlich‹ nimmt viel Wirkung aus einem Satz und stellt seine Aussage infrage: »Ich bin eigentlich ein friedlicher Mensch« sagt, dass Dein Friedlich-Sein keine gesicherte Tatsache ist. Vermeide auch Verallgemeinerungen wie ›ständig‹, ›laufend‹, ›dauernd‹, ›nie‹, da sie voraussetzen, dass sich ein Zustand nicht verändern kann. Damit hältst du beispielsweise einen Zustand des Mangels aufrecht. Achte also darauf, dass Deine Sprache Fülle und Kraft im Hier und Jetzt zum Ausdruck bringt.

Die Kraft der Dankbarkeit

Ein weiterer Bestandteil des Manifestierens ist Dankbarkeit. Sei dankbar für den Morgen, für das Licht, das Deine Augen wahrnehmen, für einen Kaffee, eine Berührung, Deinen Atem – und für den Mist, der täglich passiert! Dazu gehören auch die A****lö**** in unserem Leben, denn sie zeigen uns die Schönheit der Menschen, die wir wertschätzen und machen uns immer wieder darauf aufmerksam, wie wertvoll echte Freunde sind. Es gibt nicht umsonst den Spruch »Es gibt nichts so Schlechtes, als dass nicht auch was Gutes dran ist.«

Die Konfrontation mit schwierigen Situationen und Beziehungen hilft uns außerdem, immer klarer zu erkennen: »Okay, was will ich und was will ich nicht? Was stimmt für mich, was nicht?« Und so bekommen wir immer mehr Klarheit und nebenbei gelangen wir irgendwann an den Punkt, an dem wir merken: Wir können für alles in unserem Leben dankbar sein.

Dankbarkeit kannst Du trainieren, indem Du im Alltag immer wieder mal innehältst und Dir darüber klar wirst, wofür Du jetzt, genau in diesem Moment, dankbar sein kannst. Durch die Frequenz der Dankbarkeit erzeugst Du im Innen wie im Außen eine neue Resonanz. Diese wird Dich automatisch, unaufhaltsam, wie von selbst in die Fülle führen. Möchtest Du die Qualität der Dankbarkeit in Dein Leben fest integrieren, empfehle ich Dir, ein Dankbarkeits-Tagebuch zu führen, in das Du vor dem Zubettgehen noch drei Situationen einträgst, für die Du heute dankbar warst bzw. bist. Dadurch verlagert sich Dein Bewusstsein im Laufe der Zeit zu mehr Freude und Dankbarkeit und z. B. Deine Schlafqualität und

Deine Erholung verbessern sich immens, da ja Deine Aufmerksamkeit auf freudvollen Momenten liegt und Du diese mit in Deinen Schlaf hineinnimmst.

Ein weiterer kleiner Tipp: Steck Dir einen kleinen Gegenstand, mit dem Du Dankbarkeit verbindest, in Deine Hosentasche. Jedes Mal, wenn Du dort hineinlangst und ihn spürst, halte einen Moment inne und fühle, wofür Du jetzt gerade dankbar sein kannst.

Sucher und Finder

Ich unterscheide in der Bewusstseinsarbeit zwischen Suchern und Findern. Für mich orientiert sich der Sucher nach außen. Er lebt oft in einem konstanten Mangel und ständiger Unzufriedenheit, da er immer außerhalb von sich selbst und in der Zukunft Ausschau nach dem hält, was er gerade nicht hat. Dadurch ist er selten präsent im gegenwärtigen Moment und meist nicht erfüllt, denn er sucht ja nach etwas, das im Hier und Jetzt gerade wieder mal nicht vorhanden ist. Wenn er jedoch einmal etwas gefunden hat, also bei der Erfüllung eines Wunsches angekommen ist, integriert er dies in der Regel nicht sehr tief, sondern ist schon wieder mit seinem Bewusstsein auf der Suche nach etwas anderem, Neuen. »Wo ist der Tag nur geblieben?« ist eine typische Frage, die sich viele Sucher am Abend stellen.

Der Finder lebt ganz anders, er ist präsent im Hier und Jetzt. Er hat sein Bewusstsein und seine Sinne offen und lässt sich auf den Alltag und die Dinge ein, die auf ihn zukommen. Er freut sich über das, was sich ihm präsentiert, nimmt die Großartigkeit des Lebens wahr und integriert und feiert das Erlebte. Diese Integration bringt Intensität, Energie, Glücksgefühl und Leichtigkeit. Dadurch öffnet sich sein Bewusstsein für das nächste, was zu finden ist. Weil der Finder seine Aufmerksamkeit auf das Finden richtet, findet er immer mehr, in jedem Augenblick. Er weiß, dass alles, was er braucht, ja bereits da ist. Im Gegensatz zum Sucher hat er durch sein Verweilen im gegenwärtigen Moment ein sehr ausgedehntes Zeitempfinden. Seine Intuition, sein Instinkt und seine Aufmerksamkeit lassen ihn die Fülle des Lebens wahrnehmen und genießen. Anders als der Sucher ist der Finder ein zufriedener, dankbarer Mensch. Viele Finder können am Ende ihres Lebens zu sich sagen: »Wow. Ich habe ein wertvolles Leben gelebt. Ich kann jetzt loslassen.«

Jeder Moment Deines Lebens hält Informationen für Dich bereit, die Du für die jeweilige Situation brauchst. Möchtest Du Finder werden, ist es essenziell, aus der Perspektive des Suchens, welche ein Zustand des Mangels ist, in das Bewusstsein der bereits vorhandenen Fülle zu wechseln und aus ihm heraus zu leben. Es ist außerdem sehr wichtig, aus einem Zustand der Neutralität beobachten zu lernen, Momente der Dankbarkeit und des Staunens bewusst wahrzunehmen und immer und immer wieder zum gegenwärtigen Moment zurückzukehren. Widme Deine Aufmerksamkeit dem, was Dir zuträglich ist und Dir und Deinem Umfeld dient.

Wer seine Lebensaufgabe, seinen Sinn gefunden hat, braucht nicht mehr zu suchen. Du lebst diesen Sinn und alles ergibt sich dann von allein. Ich erkenne immer mehr, dass meine Aufgabe, die ich mir gewählt habe, darin besteht, Menschen zu helfen, das Leben und sich selbst besser zu verstehen, und zu begreifen, dass Transformation ganz einfach gehen kann.

Hochsensible Menschen nehmen übrigens mehr Informationen wahr als andere Menschen. Für sie ist es unentbehrlich, sehr bewusst zu selektieren, welchen Reizen sie sich aussetzen. Ich selbst bin sehr sinnlich orientiert. Ich höre, sehe, rieche, schmecke und fühle gern und lasse mich Moment für Moment auf das Leben ein, weil ich es in seiner Tiefe spüren möchte.

Das Leben findet in Zyklen statt

Das Leben ist nicht linear, es findet in Zyklen statt. Es ist ein ständiger Kreislauf von Kommen und Gehen und es ist immerwährende Veränderung. Als Menschen versuchen wir oft, das Leben und die Zeit ›einzufrieren‹, wenn wir mit einem Zustand oder einer Situation besonders glücklich sind, um sie behalten, festhalten oder aufrechterhalten zu können. Dies ist aber nicht möglich und letztendlich leiden wir darunter, wenn wir uns dem Wandel und der Veränderung entgegenstellen.

Zyklen gibt es in allen Bereichen des Lebens: Freundschaften und Partnerschaft, Finanzen, Beruf usw. Dinge, Situationen, Verhältnisse, Beziehungen – sie entstehen und irgendwann zerfallen sie wieder. Es ist wichtig, dass wir dieses Wesen des zyklischen Lebens annehmen, Altes gehen lassen und Neues willkommen heißen, das Gute aus dem Vergangenen herausziehen und dann einfach weitergehen.

Elementale

Ein Elemental ist ein abgespaltener Teil von Dir. Es ist eine Abspaltung Deines Selbst in Form einer bestimmten Identität (Rolle, Maske). Diese hat ein entsprechendes emotionales Profil, das geschaffen wurde, um eine Strategie anzulegen, die wiederum ein bestimmtes Ziel anstrebt. Oftmals nehmen wir, rollenabhängig, im Laufe unseres Lebens mehrere dieser Identitäten an, beispielsweise das Arme Ich oder das Starke Ich, der Vater oder die Mutter. Wenn wir uns dessen bewusstwerden, können wir das zurücknehmen und diese Energien, und damit diese Abspaltung, dieses Elemental, zu uns zurückholen und in Neutralität reintegrieren. Dadurch werden wir wieder voller in uns selbst und diese Identitäten lösen sich auf. Wenn wir uns dem Göttlichen hingeben, geben wir unsere Identitäten auf, kehren zu unserem Ursprung zurück und sind wieder Teil Gottes, sind wieder Ursprung und damit freie, unserer Verantwortung bewusste, authentische Menschen.

Um uns in unseren Identitäten wiederzuerkennen und sie dann ablegen zu können, ist es notwendig, dass wir uns in unserem Verhalten anderen gegenüber bewusst beobachten und wahrnehmen, in welchen Rollen wir uns bewegen und welche Masken wir tragen.

Ich werde oft gefragt, was man tun kann, damit man keine Elementale, also abgespaltene Persönlichkeitsanteile, bildet und sich keine fremdenergetischen Wesenheiten, Aspekte oder Anteile anhaften können.

Deine Präsenz, im Hier und Jetzt, in Deinem Körper im gegenwärtigen Moment sorgt dafür, dass Du ein sehr kraftvolles Energiefeld hast, an das nichts herankommt. Indem

Du lernst, in Deinem Körper präsent zu sein, stabilisiert sich Dein Energiefeld immer mehr. In diesem Zustand hast Du normalerweise auch keinen Drang oder Wunsch, Dich aufzuspalten oder eine Vermeidungsstrategie zu kreieren. So entstehen dann auch keine Elementale.

Je mehr an Stress Du ablöst, beispielsweise durch die Arbeit mit *Zurück zum Ursprung*, desto weniger inneren Dialog hast Du aufgrund von Verhaftungen, die Dich an Emotionen aus der Vergangenheit erinnern. Dadurch machst Du Dich freier und freier und bist irgendwann vollständig präsent bei Dir in einem ursprünglichen Zustand.

Sekundärer Krankheitsgewinn

Unter ›sekundärem Krankheitsgewinn‹ versteht man das Erhalten von Energie aus einer Quelle außerhalb von uns selbst, in der Regel anderen Menschen. Es handelt sich um einen Vorteil, der darauf beruht, dass es uns schlecht geht. Gemeint ist damit, dass eine Person so viel von ihrer Krankheit profitiert – beispielsweise in Form von Aufmerksamkeit und Zuwendung – dass sie trotz ihrem Wunsch nach Gesundheit, dadurch nicht offen für Heilung ist. Grund hierfür ist, dass das im Hintergrund laufende und im Unterbewusstsein verankerte Sabotageprogramm fest verankert ist und dafür sorgt, dass sie die Quelle ihrer Energie nicht aufgrund von Gesundung verliert. In dem Augenblick, da es ihr gut gehen würde und sie nicht mehr leiden, klagen und jammern bräuchte, läuft sie ja Gefahr, keine Aufmerksamkeit, Liebe, Fürsorge mehr zu bekommen und ihr damit ihre wertvolle Energiequelle abhandenkommt.

Kontrolldramen und Täter-Opfer-Beziehungen

Oftmals halten wir Menschen Beziehungen aufrecht, die uns nicht guttun. Wir lassen uns schlecht behandeln oder gehen ungut mit anderen um – beide Menschen sind in solch einer Beziehung in der Regel unglücklich. Sie verharren in ihr, weil sie vom jeweils anderen Energie bekommen, insbesondere Aufmerksamkeit, egal, ob positive oder negative. Hinzu kommt, dass wir uns oft so vor Veränderung fürchten, dass der bekannte Schmerz sich besser anfühlt als die unbekannte Freiheit davon, die das Heraustreten aus solch einer Abhängigkeit mit sich bringt.

Das Arme Ich aktiviert den Täter, hart zu sein, und bekommt hierdurch Energie. Der Täter wiederum gewinnt Energie vom armen Ich, weil es so arm ist und er seine Überlegenheit genießen kann.

Aus biologischer und biochemischer Sicht bleiben wir oft in derartigen Kontrolldramen gefangen oder holen neue in unser Leben hinein, weil unsere Zellrezeptoren, einmal ›geeicht‹ auf Emotionen wie Wertlosigkeit oder Aggression, immer wieder aktiviert werden wollen. So sind wir im Grunde genommen süchtig nach diesen Zuständen, diesem ›Kontroll-Spiel‹ und brauchen sie, um uns zu spüren und uns lebendig zu fühlen. Man könnte sagen, das Phänomen des Opfer- oder Täter-Seins ist im betroffenen Menschen auf Zellebene verankert. Die gute Nachricht ist: Es ist möglich, die Zellrezeptoren umzuprogrammieren und ihnen mitzuteilen, dass, auf eine bestimmte negative Emotion zu reagieren, jetzt nicht mehr ihre Aufgabe ist – und ihnen eine neue, positive Emotion zuzuweisen. Wenn Du Dich für dieses Thema interessierst, kann ich Dir das Buch *Intelligente Zellen* von Dr. Bruce Lipton sehr empfehlen.

Verantwortung und Nein sagen

Wir spüren oft die Bürde anderer und übernehmen sie von ihnen, indem wir den anderen ›tragen‹. Damit nehmen wir uns jedoch selbst sehr viel Energie weg und können uns irgendwann selbst nicht mehr tragen.

Bitte erkenne: DU bist die Nummer Eins in Deinem Leben. Nur, wenn es Dir gut geht, kannst Du auch sinn- und kraftvoll für andere da sein. Du musst Dich um Dich kümmern und vollkommene Verantwortung für Dein Leben übernehmen. Es liegt an Dir, jeden Tag auf Dich zuzugehen, Dich zu würdigen und als die wichtigste Person in Deinem Leben zu leben. Als Mensch, der gegenüber allen anderen Menschen gleichwertig ist.

Dass wir uns selbst an die erste Stelle stellen, wird jedoch von anderen oft nicht gern gesehen, denn gerade in unserer Gesellschaft ist ein gewisses Aufopferungsverhalten gewünscht und so opfern sich sehr viele Menschen insbesondere für die nachfolgende Generation. Es ist essenziell, dass wir uns klarmachen, dass wir mit der nachfolgenden Generation leben, nicht für sie.

Oft haben wir nicht gelernt, uns selbst zu lieben und versuchen, dieses Gefühl der Liebe aufzubauen, indem wir es auf jemand anderen projizieren. Zwei negative Szenarien können daraus entstehen: Entweder wird es dem anderen zu viel und er fühlt sich davon erdrückt oder aber das Aufopfern wird irgendwann als selbstverständlich empfunden und dann auch erwartet. Diese Beziehungsdynamik entsteht oft zwischen Eltern und Kindern.

Ich selbst habe mich meinem Vater gegenüber immer aufgeopfert. Bis ich Nein gesagt habe. Das war ein Riesending und er war alles andere als erfreut, denn er war mein Verhalten ja gewöhnt und hat es auch erwartet.

Die Seele in uns und im anderen zu erkennen, ist hier essenziell. Die zeitlose Seele lebt in einem Körper als Inkarnation des Göttlichen, als Verkörperung der Schöpfung. Wenn wir sie würdigen, geben wir ihr den Raum, sich zu entfalten und erwarten nicht, dass ein Mensch uns ein Leben lang begleitet. Wir können loslassen und sind einfach dankbar für die gemeinsame Zeit, egal, ob es fünf Minuten oder hundert Jahre sind. Damit herrlichst Du (damit ist nicht ver-herrlichen gemeint!) Dich selbst und den anderen. Darin liegen Respekt, Demut und Liebe.

Wenn wir nicht erkennen, dass wir unser eigener Mensch sind, geraten wir oft letztendlich in die Ruhelosigkeit und die Erschöpfung. Und dann nehmen wir dem Anderen auch noch seine Entwicklungsmöglichkeit, sein Wachstum weg. Wenn wir alles für die Kinder, Eltern, den Partner, die beste Freundin tun, dann wird diese Person nie auf eigenen Beinen stehen. Oder brauchst Du vielleicht die Bewunderung Deines Umfelds, der GUT-Mensch zu sein? Dann sei dir gewiss, dass eben genau diese schwer als Bürde getragen wird.

Umgang mit Schuldgefühlen

Es gibt einen großen, energetischen Unterschied zwischen dem Übernehmen von Verantwortung für eine Sache und dem Leben mit Schuldgefühlen.

Übernimmst Du Verantwortung für einen Fehler, bist Du in Deiner Kraft, kannst gestaltend und reparierend tätig werden. Damit entscheidest Du selbst, wann dies vollendet und erledigt ist und kannst Dich schließlich selbst wieder freisprechen.

Siehst Du Dich jedoch als Schuldigen, gibst Du die Verantwortung nach außen ab und kannst nur dann wieder okay sein, wenn Dir vergeben wird, wenn Du ent-schuldigt wirst. Findet dieses Entschuldigt-Werden nicht statt – weil beispielsweise die andere Person nicht auf Dich zugehen möchte oder aber nicht mehr lebt – bleibst Du in Deiner Schuld gefangen.

Schlechtes Gewissen, Schuldgefühle und Scham können nur in Dir aufkommen, wenn Du Dich selbst verurteilst. Anhaltende Selbstkritik hilft niemandem und schon gar nicht Dir selbst. Mit schlechtem Gewissen zu leben, kostet sehr viel Kraft, hilft Dir nicht weiter und ist somit unsinnig. Wenn Du also etwas als Fehler erkannt hast, akzeptiere, dass es passiert ist und geh in eine lösungsorientierte Perspektive. Sag Dir: »Okay, das ist nicht gut gelaufen. Mit dieser Erfahrung habe ich mehr Informationen und beim nächsten Mal mach ich's anders.« Solltest Du einen anderen Menschen verletzt haben, übernimm die Verantwortung und kläre das Thema.

Eine ständige Schuldigsprechung kann auch in tiefes Selbstmitleid führen. Dieser Zustand lässt keinen Energiefluss zu. Er fühlt sich nicht nur erbärmlich an, sondern wird von innen, Dir selbst, und auch von der Welt um Dich herum so wahrgenommen. Dann entsteht nur noch Mitleid von außen und Selbsthass von innen. Dieser Schmerz dient niemandem.

Wer bestimmt im Übrigen, was ein Fehler ist? Es gibt so viele Realitäten, wie es Menschen gibt und jeder hat seine eigene Vorstellung von richtig und falsch. Hör in Dich hinein und lausche dem, was Dein Herz sagt. Lass Dich darauf ein und Du wirst feststellen, wie die Leichtigkeit in Dein Leben zurückkehrt und das schlechte Gewissen plötzlich nicht mehr da ist. Weil es nicht notwendig ist.

KONFORMISMUS UND DIE KARRIERELEITER DES LEIDENS

Mittlerweile gehört es schon fast zu den Errungenschaften, den Initiationen des Lebens, in einem bestimmten Alter bestimmte Krankheiten gehabt zu haben. Viele Menschen haben keinen Blinddarm mehr, die Weisheitszähne sind draußen, dann kommen die grauen Haare, die Lesebrille, die Wechseljahre, der kleine Herzinfarkt oder Kreislaufthemen, Diabetes, Arthrose. Und so weiter und so fort. So bizarr es auch klingt, Krankheitserscheinungen wie diese werden oft ein wenig wie Trophäen angesehen. Um dazuzugehören, müssen wir uns auf der ›Leiter des Leidens‹ schön langsam hocharbeiten. Es wird kollektiv gejammert und rumgekotzt, wie's einem so geht. Alles für ein wenig Aufmerksamkeit, Mitleid, anders genannt: den sekundären Krankheitsgewinn.

Derweilen wird geheiratet, ein Haus gebaut, eine Familie gegründet. Man arbeitet in einem Job, den man hasst. Lebt mit einem Partner oder einer Partnerin, den oder die man seit

Jahrzehnten nicht mehr sehen kann. Kommt abends heim, holt sich ein Bier und schaltet die Nachrichten ein. Konditioniert und programmiert, wird geglaubt, was über Fernseher, Radio, Zeitung oder Internet mitgeteilt wird. In solch einem Leben befinden wir uns in einem hypnotischen Vakuum und haben keine Bewegungsfreiheit. Wie bei *Und täglich grüßt das Murmeltier* vergeht ein Tag nach dem anderen.

Die Frage ist, ergeben wir uns dem Konformismus, der Lobby, der Gesellschaft oder erheben wir uns darüber? Wir haben diese Wahl – nur verstehen es die meisten nicht, weil sie in der Vorstellung von »Du kannst doch nichts anderes« oder »Dich will doch eh niemand anderes« gefangen sind. Wenn wir beginnen, uns frei zu machen, treten wir aus dem Feld des Konformismus aus und machen bei »Mein Haus, mein Auto, mein Kindergarten, mein Zipperlein« nicht mehr mit.

Ich selbst war als junger Restaurator in dieser Situation. Bereits sechs Jahre hatte ich, ähnlich einem Tagelöhner, in einer Werkstatt für Fahrzeugrestaurationen gearbeitet und es schien so, als würde das Leben keine großen Chancen mehr für mich bereithalten. »Jetzt bist du schon so lange hier, was willst du schon anderes machen?«, sagte Wolfgang, mein Chef, geringschätzig.

Damals habe ich eine meiner wichtigsten Entscheidungen getroffen: zu gehen und mich weiterzuentwickeln. Er war steinig, mein Weg, aber es war MEIN Weg und ich habe über ihn bestimmt.

Was treibt Dich an? Welches sind Deine Werte, die es zu vertreten gilt, Dir selbst und der Gesellschaft gegenüber? Jeder Mensch ist etwas ganz Besonderes, Einmaliges. Weil sein

Leben sich durch ihn formt. Jeder hat dieselben Chancen. Selbst aus den übelsten Lebensumständen kannst Du Dich hinausbewegen. Es ist unerlässlich, dass wir unsere geistige und seelische Freiheit behalten, mit der wir uns zum Ausdruck bringen können.

Zu unserem Ursprung zurückzukehren bedeutet, dass wir immer mehr in die emotionale Freiheit kommen und damit unsere eigene Wahrheit, unsere Authentizität leben können – und uns so Stück für Stück aus der Trance der Konformität lösen. Dass wir Verantwortung für uns selbst übernehmen und sagen: »Ja, ich bin und ich bringe mich ein«, aus einem Raum und einem Gefühl des Seins und der Freiheit und nicht der Begrenzung.

Wir alle brauchen eine gewisse Form um uns herum, gesellschaftlich, sozial, partnerschaftlich. Sie gibt uns Halt. Innerhalb dieses Rahmens jedoch ist es wichtig, sich seine Gestaltungsbereiche zu öffnen und sich nicht davon limitieren zu lassen, wie alt ›man‹ wird, wann man welche Zipperlein bekommt, dass man mit einer gewissen Bildung nur ›niedere‹ Arbeiten verrichten kann usw. In jedem Moment unseres Lebens haben wir die Möglichkeit, in unsere Grenzenlosigkeit einzusteigen und Schöpfer unserer Realität zu sein. Und doch bleiben wir oft gefangen im oftmals fast wohligen, vertrauten Schmerz unserer Begrenzungen.

Ein Beispiel dafür, wie wir oft kollektiv in Vorstellungen festhängen, die keineswegs die einzige Wahrheit sind, sind die Heilfähigkeiten einiger Naturvölker wie die der Aborigines oder der Balian. Wie ist es möglich, dass sie gebrochene Knochen in zwei Stunden heilen? Die Antwort ist einfach und doch aufrüttelnd: Weil sie in diesem Bereich nicht limitiert sind. Sie leben nicht in den begrenzenden Vorstellungen unserer westlichen Welt.

Alles, was um uns herum geschieht und wie es geschieht, entsteht aus uns selbst heraus. Entweder akzeptieren wir unser Leid oder aber wir öffnen uns für mehr.

Jeder Mensch hat seine eigene Realität. Gleichzeitig können wir aber auch die Realitäten anderer Menschen erleben, indem wir beispielsweise ein Buch lesen, einen Vortrag hören oder einen Film anschauen. Dadurch erhalten wir Einblicke und neues Verständnis und können dies in unser Leben integrieren und auch damit schon unsere eigene Realität verändern.

Meine Arbeit mit *Zurück zum Ursprung* besteht darin, dass ich Realitäten energetisch darstelle. Ich lasse andere Wirklichkeiten vor Dir entstehen und konfrontiere Dich damit. Durch diese Konfrontation beginnst Du, Dich zu bewegen und Dich in Deiner Limitation zu erkennen. Und Deine Grenzenlosigkeit zu erahnen. Dadurch kommt mehr Mut auf, über Deine Begrenzungen hinauszugehen und Dich ins Unbekannte zu wagen. Schön, dass Du jetzt gerade hier bist.

Guter Schlaf ist wichtig

Schaffst Du Deinen Tag leicht oder bist Du schnell erschöpft? Fühlst Du Dich oft müde? Wie viel Wachheit und Klarheit erlebst Du in Deinem Alltag und kannst Du sie halten, wenn Du sie hast? Hast Du einen Rhythmus, der Dir hilft, in Deiner Kraft zu bleiben? Als Mann solltest Du mindestens acht, als Frau mindestens neun Stunden schlafen. Frauen brauchen mehr Schlaf, weil ihre Verknüpfungen im Gehirn anders sind (ich hab's ja gewusst). Sie verdrahten intensiver und sind in einem anderen Wahrnehmungsmodus, der mehr Energie benötigt. Allein im Ruhezustand braucht unser Gehirn etwa 25 Prozent unserer Gesamtenergie. Wenn es arbeitet und wir denken, braucht es entsprechend mehr. Bei konstanten Sorgen, Ängsten und Befürchtungen sowie Problemen die wir selbst nicht lösen können, sogar bis zu 80 Prozent. Da bleibt nicht mehr viel fürs Leben übrig.

In unserer Gesellschaft sind wir sehr vielen Reizen und Informationen ausgesetzt und viele Menschen sind so sehr mit ihnen beschäftigt, dass sie sich davon vom Zubettgehen abhalten lassen und nicht in die Ruhe hineinkommen. Dadurch entstehen Probleme im Alltag und immer wieder Unfälle. Große Katastrophen wie das Unglück des Tankers Exxon Valdez, das eine fürchterliche Ölpest verursacht hat, passieren in Zusammenhang mit Übermüdung.

Wenn Du völlig erschöpft ins Bett gehst, kannst Du Dich nicht wirklich erholen. Du kannst Dir das ähnlich einer Batterie vorstellen, die komplett entladen nicht mehr in der Lage ist, Ladung aufzunehmen. Du musst also, um Dich im Schlaf optimal zu regenerieren, mit einer Restenergie ins Bett gehen. Mach es Dir somit zur Gewohnheit, dass Du Dich während der letzten Stunde vor dem Zubettgehen nicht mehr mit Bildschirmarbeit, Handy, Computer und dergleichen beschäftigst, da diese Informationsebene aufs tiefste Bewusstsein einwirkt und das blaue Licht, das von diesen Bildschirmen ausstrahlt, Dein Wachsein fördert.

Ist auch Dein Schlafzimmer dunkel genug, sodass Dein System wirklich in die Ruhe kommen kann? Hast Du Licht oberhalb Deines Kopfes, dann funktioniert die Melatoninproduktion nicht optimal. Melatonin, das Schlafhormon, ist der Gegenspieler des Serotonins. Serotonin ist unser Wachhormon, eines unserer Glückshormone. Es sorgt dafür, dass unser Gehirn wach ist und wir im Alltag präsent sind. Wir produzieren es dann in ausreichender Menge, wenn wir genügend schlafen.

Und wie ist Deine Ernährung? Wann isst Du das letzte Mal am Tag? Gibst Du Dir vor dem Zubettgehen Zeit zum Verdauen? Wenn Du zu spät isst, findet Deine Verdauung während Deines Schlafes statt und die dafür benötigte Energie steht Dir nicht für Wachstums- und Reparaturprozesse zur Verfügung.

Für einen guten Schlaf – und ein gesundes Leben im Allgemeinen – ist es empfehlenswert, auf Gluten, Zucker und Milchprodukte zu verzichten. Dein Körper soll nachts entgiften und regenerieren können, und je weniger belastet er durch die Mahlzeiten Deines Tages ist, desto leichter kann er dies tun. Iss vor allem vor dem Schlafengehen keinerlei Süßigkeiten! Sehr viele Menschen erleben rastlose Beine (Restless Legs) aufgrund von einem Übermaß an Zucker in ihrem System. Solltest Du das erleben, probiere einmal aus, ob das Symptom weiter bestehen bleibt, wenn Du ab Mittag keinen Zucker mehr zu Dir nimmst.

Kannst Du wieder einschlafen, wenn Du nachts wach wirst? Falls es Dir schwerfällt, zurück in den Schlaf zu finden, dann versuche einmal folgenden kleinen Trick: Verlängere Deine Ausatmung, dann wirst Du wieder müder. Wenn Du lange ausatmest, fährt Dein Nervensystem herunter und Dein Bewusstsein geht in eine andere Tiefe, die es Dir leichter macht, wieder einzuschlafen.

Eine andere Möglichkeit ist, Deine Wirbelsäule mit Licht zu füllen. Dabei atmest Du Licht in jeden Wirbel, beginnst mit dem Atlas und arbeitest Dich nach unten vor. Sei nicht überrascht, wenn Du nur ein paar wenige Wirbel schaffst und vorher wieder einschläfst.

Übrigens ist es nicht nötig, dass Du Deine acht oder neun Stunden an einem Stück schläfst. Viele Tiere schlafen mehrfach am Tag. Auch Du kannst, wenn Du nachts nicht genug Schlafstunden zusammenbekommst, die verbleibende Zeit untertags ›nachschlafen‹. Es gibt viele Menschen, die nach wenigen Stunden Schlaf in der Nacht hellwach sind und dann erst einmal nicht wieder einschlafen können. Wenn es Dir so geht und Du Dich nach Aktivität fühlst, steh auf und beschäftige Dich, bis die Energie abflacht, Du müde wirst und wieder einschlafen kannst. Also schau darauf, dass auch Du insgesamt auf Deine acht bis neun Stunden Schlaf kommst.

Steh, wenn morgens der Wecker klingelt, gleich auf und lasse Dich nicht vom ›Schlummerknopf‹ verführen. So bist Du viel frischer und kraftvoller. Die Gehirnforschung hat die interessante Beobachtung gemacht, dass unser Körper in Zyklen von 90 bis 120 Minuten schläft. Wenn wir ihn am Beginn eines solchen Zyklus nach wenigen Minuten schlummern wieder aus diesem Zyklus aufwecken, sind wir für die nächsten paar Stunden müde und abgeschlagen und kommen überhaupt nicht in die Gänge. Da hilft dann nur eine wirklich eiskalte Dusche. Nein, bitte nicht.

Sorge dafür, dass Du mit einem sinnvollen Schlafverhalten genügend Energie für den Alltag hast, aber auch dafür, Deinen Körper zu heilen, Krisen leichter zu bewältigen und insgesamt resilienter zu sein.

Bewegung ist Leben, Stagnation ist Tod

Wenn eine Situation stagniert, ist keine Bewegung, keine Veränderung und damit kein Leben mehr darin. Solange Du in Bewegung bist, lebst Du. Es passiert etwas, in Dir entsteht etwas. Bewegung ist Leben, Fluss, Lebendigkeit.

Mit Bewegung ist nicht gemeint, dass Du immer etwas tun oder immer auf dem Sprung sein musst. Auch in der Stille liegt Lebendigkeit, weil in ihr der Geist freiwerden kann. Durch die Stille gelangen wir in einen Raum der Leere, aus dem alles entspringt, alle Kreativität, alles Erschaffen. Das ist dann wiederum Bewegung, fast wie auf einer Traumebene. Passiert all dieses Bewegt-Sein energetisch nicht mehr, tritt Stagnation ein – als würde kein Wasser mehr durch ein Flussbett fließen. Alles ist trocken und verdorrt und stirbt schließlich.

Bewegung und Stagnation repräsentieren zwei Bewusstseinszustände – den lebendigen und den toten. Hiermit ist nicht der physische Tod gemeint, sondern das Gefühl, innerlich tot zu sein. Das ist das Gefühl der Stagnation.

Über das Sterben

Unser Körper ist sich unserer unendlichen Seele bewusst. Ist er, beispielsweise aufgrund seines Alters, nicht mehr leistungsfähig, dann ist es gut, wenn die Seele geht. Zu gegebener Zeit wird sie sich wieder auf den Weg machen und einen neuen Körper und eine neue Lebenserfahrung wählen. Wenn wir sterben und die Seele loslässt, lässt der Körper, wenn er sich mit der Seele einig ist, ebenfalls los. Stemmt sich das

Ego-Bewusstsein und seine gebildeten Identitäten jedoch gegen das Sterben, entsteht ein Kampf. Würde das Ego-Bewusstsein die Spannung, die es hält, loslassen und die Identitäten auflösen, könnte eine tiefe Heilung geschehen, die auch in eine Spontanheilung münden kann, denn die Seele findet die Lösung, die sie braucht.

Bei einer Fehl- oder Totgeburt – auch wenn es dadurch zu einem schmerzhaften Trauma für die Eltern kommt – hat die Seele des Kindes erkannt, dass der Körper oder die Lebenserfahrungen, die auf sie warten, nicht für sie passen oder bestimmt sind. Sehr schwer ist es auch für Eltern, wenn ein Kind nach der Geburt sehr früh verstirbt. Die Seelen dieser Kinder, die meist noch in direkter Verbindung mit der Schöpfung stehen, zeigen sich oft kurz vor deren Tod in ihrer vollen Schönheit, da sie durch die Nähe zu ihrem Lebensbeginn und ihrem Lebensende bereits noch und wieder tief in Kontakt mit dem Ursprung sind. Manchmal sind diese Kinder nur für eine sehr kurze Zeit da, damit wir durch ihr Leuchten wieder mehr in die Wertschätzung des Lebens kommen. Diese Kinder sind wahre Botschafter der geistigen Welt und ihrer Existenz.

VERSCHIEDENE BEHANDLUNGSMÖGLICHKEITEN

Es gibt viele Möglichkeiten, physische Probleme anzugehen. Wenn wir von ›ganzheitlich‹ sprechen, nehmen viele Menschen die allopathische Medizin aus. Aus meiner Sicht bedeutet ›ganzheitlich‹ jedoch, dass wir auch diese Form der modernen Medizin mitberücksichtigen. Die meisten Ärzte, die allopathische Medizin praktizieren, leisten großartige Arbeit und helfen vielen Menschen.

Auf der anderen Seite müssen wir sehen, dass, abgesehen vom natürlichen Tod, die vierthäufigste Todesursache nach Krebs, Schlaganfall und Herzinfarkt Vergiftungen durch Medikamente sind. Auch Impfungen können dafür sorgen, dass Menschen später größere Probleme erfahren, weil der Körper nicht mit allen Substanzen umgehen kann. Beziehe diese Dinge also bitte mit ein, wenn es um Entscheidungen bezüglich Deiner Gesundheit geht.

Neben dem allopathischen Bereich, dem die Pharmakologie zuzuordnen ist, gibt es auch die strukturelle Arbeit, die beispielsweise ein Chiropraktiker oder Osteopath leistet. Hier kann es um Themen wie die Wirbelsäule, richtig in den Pfannen sitzende Hüftgelenke, aber auch die Verbindung zwischen Darm und Wirbelsäule gehen.

Ein weiterer Bereich ist der der Ernährung. Du tust viel für Dich, wenn Du Dich gut ernährst und mithilfe bestimmter guter, biologischer Lebensmittel, Fastenkuren, Entgiftung und der Zuführung von unterstützenden Keimen dafür sorgst, dass Deine Leber entlastet wird und in Deinem Darm das bestmögliche Milieu herrscht.

Dann gibt es noch die biochemische Ebene. Hier geht es um Fragen der Menge und Art der Bakterien in Deinem Körper, aber auch um Viren, Parasiten, Pilze, Schwermetalle, Vitaminversorgung und Nährstoffmangel.

Denk – wie bereits erwähnt – daran, sehr bewusst darauf zu achten, dass Du ausreichend hydriert bist, also genügend Wasser in Deinem Körper hast. Bist Du nicht ausreichend mit Wasser versorgt, kann Deine Lymphe nicht gut fließen, Du bist müde, hast keine Kraft, bist somit nicht leistungsfähig. Auch Deine Stoffwechselvorgänge funktionieren dann nicht richtig und das Immunsystem ist down. Und hey, noch einmal, nur Wasser ist Wasser. Limo und Cola gehören hier nicht dazu.

Ein weiterer Bereich ist die Energetik, mit der beispielsweise die chinesische und östliche, traditionelle Medizin arbeitet. Zur Energetik gehören Begriffe wie Chakren, Nadis und Meridiane. Hier geht es unter anderem um Narbenentstörung oder das energetische Wiedereinsetzen amputierter Körperteile in die Blaupause, damit die Energie wieder frei fließen und sich die Nerven in den verletzten Bereichen wieder beruhigen können. Auf diese Weise können z. B. Phantomschmerzen langfristig verschwinden.

Ich ermutige Dich, offen für die Möglichkeiten zu sein, die die verschiedenen Bereiche bieten. Mit *Zurück zum Ursprung* arbeiten wir auf den spirituell-energetischen, feinstofflichen Ebenen. Das ist Matrix-Arbeit, durch die wir die Blaupause wieder mit unserem Bewusstsein in Übereinstimmung bringen. Das geht sehr tief, weil wir hier in den tiefen Informationsebenen arbeiten und Du wieder beginnst, Dich nach Dir und Deinem gewünschten Heil auszurichten.

Verifikationsinstrumente

Wenn es darum geht, eine Antwort darauf zu bekommen, was unser Leben ausmacht und es beeinflusst, besteht die hohe Kunst darin, in der Arbeit mit sich selbst, neutral zu sein. Neutralität erreichst Du, indem Du Dich mit Mutter Erde und

Vater Himmel verbindest und Dich auf die Dreieinigkeit mit ihnen einlässt. In diesem Bewusstsein der Dreieinigkeit – Du mit Mutter Erde und Vater Himmel – stellst Du dann die Fragen, auf die Du Antworten suchst.

Wenn es Dir (noch) nicht gelingt, beim Stellen Deiner Fragen in einen neutralen Zustand zu gehen, dann ist es gut, sich Hilfe bei jemandem zu holen, der eben das gut kann. Und, nein, die beste Freundin ist nicht neutral!

Ich selbst benutze gerne zur Selbst-Abfrage eine selbst gebaute Rute und stelle Ja-Nein-Fragen, da das so sehr schnell geht. Alternativ kannst Du beispielsweise auch eine Einhandrute oder ein Pendel benutzen.

Das Hochleben Deines Seins

Solltest Du Dich darüber wundern, dass ich Dich in diesem Buch mit einem großgeschriebenen Du anspreche: Dies ist ganz bewusst so gewählt. Es soll Dir, meinem Leser, meinen großen Respekt und meine tiefe Wertschätzung für Dich zeigen. Dieses Buch ist ein Hochleben-Lassen Deines Seins! Nimm Dich bitte selbst wichtig und erkenne, dass Du die Hauptperson in Deinem Leben bist!

Übung: Das BA einladen

Um Dir die Arbeit mit dem Buch zu erleichtern und tiefere Ergebnisse zu erzielen, empfehle ich Dir noch diese kleine Übung. Sie ist von Tom Kenyon, der explizit dazu eingeladen hat, sie zu teilen. Indem Du sie praktizierst, lädst Du dein Bewusstsein, Deine Seele, noch tiefer, noch direkter in Deinen Körper hinein ein. Dadurch hilft sie Dir, Dein Bewusstsein zu verändern und wieder mehr Lebensqualität zu erfahren. Ich lade Dich ein, diese Übung immer dann zu machen, wenn Du merkst, dass Du nicht mehr zu Dir findest. Du brauchst dafür fünf bis zehn Minuten.

Strecke Deine beiden Arme so über Deinen Kopf, dass sich Deine Mittelfinger berühren. An diesem Kontaktpunkt der beiden Fingerspitzen kommt das BA (ägyptisches Wort für Seele), in Dein Energiefeld hinein. Es bewegt sich über die Pranaröhre durch Deinen Scheitelpunkt und beginnt sich von dort aus auszubreiten. Wenn Du ein Gefühl dafür bekommen hast, wo dieser Punkt in etwa ist, kannst Du die Arme wieder nach unten nehmen.

Schließe die Augen und nimm all Dein Bewusstsein, alles, was Dich ausmacht, zu Dir. Alles, was gerade noch wichtig war, darf jetzt ruhen. Lenke Dein Bewusstsein auf Deine Atmung, gehe zu einer Voll-Atmung über. Dabei geht der Atem zuerst in den Bauchraum, dann in die Rippenflanken und schließlich in die Spitzen der Lunge. Finde Deinen eigenen Atemrhythmus.

Nimm nun Kontakt auf zum Ursprung Deiner Essenz, die Dich seit dem Anbeginn der Zeit begleitet, seitdem Du das erste Mal in einen physischen Körper hineingetreten bist, um eben Deine Lebenserfahrungen zu sammeln – sei es auf diesem oder anderen Planeten.

Fühle noch einmal, wo die Verbindungsstelle für Dein BA ist und lade es dazu ein, in Deinen Körper zu fließen. Sprich dabei in Gedanken:

»Ich, (Geburtsname), geboren am (Geburtsdatum) in (Geburtsort) um (Zeit) Uhr, Tochter/Sohn von (Name der Eltern) lade jetzt mein BA ein, vollständig über den Eintrittspunkt in meinen Körper hereinzukommen, ihn in Besitz zu nehmen und sich auszudehnen in alle meine Körper hinein: meinen Energiekörper, meinen Lichtkörper, meinen Emotionalkörper, meinen Mentalkörper, meinen Bewusstseinskörper, meinen Astralkörper, meine Merkabah, meinen Kausalkörper, meinen physischen Körper.«
Bleib noch ein wenig im Fühlen drin und gib Deiner Seele den Impuls, sich in Deinem Bewusstsein auszubreiten – mit der Liebe, der Akzeptanz, der Freude, der Großartigkeit der Schöpfung, mit allem, was Dich ausmacht.

Komm dann langsam in Dein Tagesbewusstsein zurück und beginne, mit einem Lächeln Deine Augen zu öffnen. Beweg Dich ein wenig, strecke Deine Schultern und Arme, fühle in Deinen Körper hinein und spüre, mit welcher Souveränität, welchem Gleichmut, welcher Leichtigkeit und welcher Präsenz Du jetzt hier in Deinem Raum und auch im Feld von *Zurück zum Ursprung* präsent bist.

Du wirst merken, dass Deine Augen und Deine anderen Sinne besser funktionieren und Du Dich vollkommener fühlst in Deinem ganzen Sein. Durch das Einladen des BAs entspannt sich auch Dein Nervensystem und die störenden physischen wie emotionalen Knötchen lösen sich.

Kapitel 1

Die Halswirbel-säule

Am WooWoo ist doch was dran

Ich wollte das nicht, war im Widerstand. Am liebsten wäre ich davongelaufen. Und doch, irgendwas ließ mich dann doch mitgehen, bitzelte unter der Haut – und wenn es nur darum ging, mich mit dieser schönen Frau zu unterhalten, mehr über sie zu erfahren. Und vielleicht, ja vielleicht, ging da ja mehr. Also gut. Nein, hier ging es im ersten Moment nicht um ein sexuelles Abenteuer, obwohl, na, hab' ich ja schon gesagt, ich mich damals gerne mit ihr in eins hineinbegeben hätte.

Nein, es ging um eine Handlesesession, mit Edith Steller, einer der bekanntesten Numerologinnen Deutschlands und einer guten Freundin eines Bekannten, dem ich damals an den Basler Psi Tagen ausgeholfen hatte.

Und dann saß ich da, zum Teil voller Widerwillen, war ich doch schon von meiner Großmutter zugemüllt worden mit astrologischen Voraussagen darüber, wann ich die Liebe meines Lebens kennenlerne, wann ich einen besseren Job habe, soundso viel Geld verdiene und und und. Also, Esoterik war für mich der ausgemachte Schwachsinn und Wahrsagerei machte mich echt wütend. Ich war der felsenfesten Überzeugung, dass niemand anderer vom anderen etwas Geheimes oder dessen Zukunft wusste. Punkt.

Trotzdem saß ich dann an diesem kleinen Tisch, auf dem ein Kassettenrekorder stand und ein paar Tarotkarten lagen. Edith hielt meine offene Hand und erzählte mir schon fast minutiös meine Vergangenheit. Ich meine detailliert, mit all den Ereignissen, die mich bis dato geprägt hatten. Vom Verhalten meiner Mutter im Kleinkindalter und einem Positionswechsel in der Familienstruktur, zu den Konfrontationen mit häuslicher Gewalt, einem sexuellen Übergriff in meiner Kindheit, meinen Chancen und verlorenen Schlachten, meinen Unfällen und den damit einhergegangenen Erlebnissen.

Ich, ich wurde immer stiller und begann immer mehr hinzuhören, ja fing auch schon an, mich zu öffnen für das, was Edith mir erzählte, wie sie mein Leben sezierte, ich sprichwörtlich nackt vor ihr saß. Keiner wusste das von mir, ich sprach mit niemandem über meine Vergangenheit und verschiedene Erlebnisse waren nur den damit direkt involvierten Personen bekannt. Hier waren wohl Wahrheit und Magie am Werk. Ich wurde noch einmal konfrontiert mit meinen alten Erfahrungen und mit Momenten, die ich aus mir verdrängt hatte, und gleichzeitig nahm Edith mich einfach so an, wie ich war, ohne darüber zu richten und meine jugendliche Geilheit nach dem Leben zu verurteilen. Ich fühlte mich seit langem, vielleicht sogar zum ersten Mal in meinem Leben, verstanden. Mir wurde heiß und kalt zugleich und ich begann, einen energetischen Shift zu spüren. Etwas war anders, tiefer, vertrauter, gesetzter.

Edith erzählte mir noch mehr, dass ich ein Heiler sei, ver- und betraut mit altem, magischem Wissen, mit einem Auftrag und dass später, im Alter, Religion eine meiner Bestimmungen sein werde. Ok, das war mir dann doch etwas zu viel und ging jetzt auch so gar nicht mehr in die Richtung, die mein junges Hirn damals wollte. Schließlich stand in dieser Sturm- und Drangphase mein finanzielles Glück an erster Stelle, verband ich doch damals Geld noch mit Freiheit.

Zuerst lernte ich damals dann auch Zigeuner-Handlesen (das kam ja auch bei den Ladies an) und praktizierte das ein wenig. Doch spätestens nach meinem Studium des luziden Träumens und der außerkörperlichen Erfahrung wurde mir klar, dass die Hand nur der Zugang zum Feld (Bewusstseinsfeld) ist, und Edith in Wirklichkeit seinerzeit mein Feld gelesen hatte. Sie somit tiefere Einblicke bekommen hatte und damit einer meiner Wegweiser war, der zum richtigen Zeitpunkt auftauchen musste. Diese Begegnung löste eine Kette von Ereignissen aus, die mich wieder zurück auf meinen mir bestimmten Weg brachten. Ich wiederum brauchte noch lange, um im Nachhinein zu erkennen, was mich wann wohin geführt hat und wie wertvoll unser ganzes Leben und seine Erfahrungen – egal ob gut oder schlecht – sind, um eben an dem Punkt anzukommen, an dem ich gerade bin.

Sei also wachsam, offen und neugierig. Immer wieder mal wird ein Lehrer oder Bote in Dein Leben kommen und Du wirst, wenn Du denn dann wach und aufmerksam bist, so viel mehr von Dir selbst erfahren. Das Offensichtliche liegt eben oftmals nicht direkt vor Dir, sondern ist noch vor Dir verborgen. Und doch weißt Du, da ist mehr in Dir und in Deinem Leben – und dann ist es gut, wenn Dir jemand die Richtung weist und Du lauschst, ganz tief in Dich hinein. Und Du den Ruf und die Sehnsucht nach dem wahren Leben spürst, den Ruf dessen, was Dich ausmacht, den Ruf Deines wahren Ichs.

Wie Du in Kürze feststellen wirst, hat unsere Halswirbelsäule sehr viel mit Deiner Wahrnehmung von der Welt zu tun – deshalb meine Geschichte über meine Begegnung mit Edith Steller, die mein Weltbild in kürzester Zeit ver-rückt hat. Zunächst aber die ›offizielle‹ Einführung ins Thema:

Unsere Halswirbelsäule steht für unser Paradigma des Lebens, für unsere persönliche Wahrheit. Doch Vorsicht! Eine persönliche, in uns selbst festgelegte Wahrheit verhindert oft ein Hinterfragen. Wahrheit ist, und lässt keinen Raum für anderes. Ist dann etwas für uns stimmig, empfinden wir Genugtuung, innere Zustimmung, auch wenn, universell gesehen, das, was wir als Wahrheit betrachten, überhaupt nicht stimmt und uns einengt. Universelle, wirkliche Wahrheit, egal, ob sie nur uns betrifft oder das ganze Universum, öffnet den Raum, gibt Weite, Unbegrenztheit. Natürlicherweise möchte sich unser Bewusstsein in der Weite und Unbegrenztheit aufhalten. Es möchte erkennen, dass wir auf dieser Erde frei sind.

Sind unsere persönliche und die universelle Wahrheit im Einklang, ist unsere Halswirbelsäule ausbalanciert und im Lot. Dann leben wir meist eine achtsame, gleichwertige, liebevolle Beziehung zu Mutter Erde, dem Göttlichen und allen anderen Wesen. Wir fühlen uns frei, stabil, kraftvoll, aufrecht, voller Würde und natürlichen Stolzes. Wir empfinden das ›Ich bin‹.

In diesem ersten Kapitel befassen wir uns mit den einzelnen Wirbeln der Halswirbelsäule. Unsere Halswirbelsäule beginnt an unserem Schädel und endet mit dem leicht hervorstehenden, siebten Halswirbel, dem Prominent, in etwa auf Schulterhöhe.

Wir gehen im Folgenden einen Halswirbel nach dem anderen durch und schauen uns an, wo sich die ihnen zugeordneten stressbehafteten, negativen Emotionen im Körper niederlassen, wie sie spürbar werden und wie sie uns verformen. Wir lösen dann die negativen Emotionen aus der Struktur heraus, die Dich belasten. So kann Störendes gehen und Raum für Neues entstehen.

Die Wirbelsäule

Halswirbelsäule (7 Halswirbel)	Atlas	C 1
	Axis (Dreher)	C 2
	3. Halswirbel	C 3
	4. Halswirbel	C 4
	5. Halswirbel	C 5
	6. Halswirbel	C 6
	7. Halswirbel	C 7
Brustwirbelsäule (12 Brustwirbel)	1. Brustwirbel	Th 1
	2. Brustwirbel	Th 2
	3. Brustwirbel	Th 3
	4. Brustwirbel	Th 4
	5. Brustwirbel	Th 5
	6. Brustwirbel	Th 6
	7. Brustwirbel	Th 7
	8. Brustwirbel	Th 8
	9. Brustwirbel	Th 9
	10. Brustwirbel	Th 10
	11. Brustwirbel	Th 11
	12. Brustwirbel	Th 12
Lendenwirbelsäule (5 Lendenwirbel)	1. Lendenwirbel	L 1
	2. Lendenwirbel	L 2
	3. Lendenwirbel	L 3
	4. Lendenwirbel	L 4
	5. Lendenwirbel	L 5
	Kreuzbein	S 1
	Steißbein	S 2

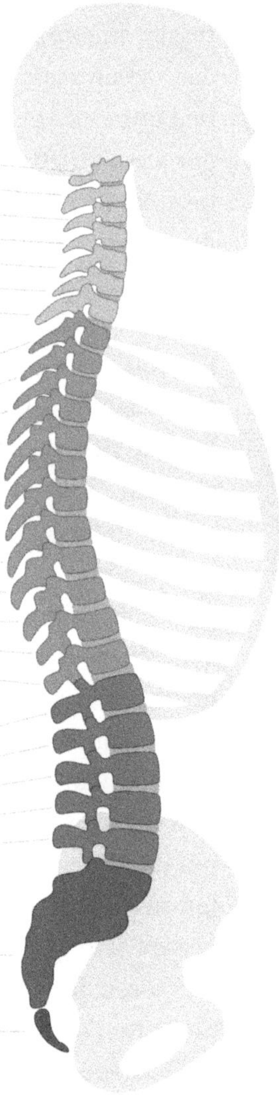

Spüre einmal in Deinen Hals hinein.

- Wie lässt er sich nach links, rechts, oben und unten bewegen?
- Was passiert dabei in Deiner Halsmuskulatur?
- Wie fühlen sich Dein Gesichtsfeld und Deine Augen an?
- Wie ist Dein innerliches Empfinden von Deinem Kopf?
- Nimmst Du Druck wahr oder hast das Gefühl, in zwei Seiten gespalten zu sein?
- Wie ist Deine Wahrnehmung im Kiefer? Bewege ihn einmal in alle Richtungen.
- Wie fühlen sich Dein Zahnfleisch und Deine Zunge an?

Mach an dieser Stelle gleich einmal wieder den Zungen-Check aus der Einleitung: Wo liegt Deine Zunge? Klebt sie möglicherweise fest an Deinem Gaumen? Leg die Zungenspitze zart am Zahnfleisch Deiner oberen Schneidezähne an, damit Du in den Zustand entspannter Aufmerksamkeit kommst.

Die Halswirbelsäule hat viel damit zu tun, wie wir aufgewachsen sind und was wir von unseren Eltern und Vorfahren gelernt und übernommen haben. Eine wichtige Rolle spielt hier auch, in welcher Kultur und welchen kollektiven kirchlichen, politischen und gesellschaftlichen Glaubenssystemen wir groß geworden sind.

Erster Halswirbel – Der Atlas

Weltenträger, Betrachtung der Schöpfung

Aus der Mythologie kennst Du bestimmt Atlas, den Weltenträger, der die ganze Erde auf seinen Schultern hält. In der Wirbelsäule übernimmt der erste Halswirbel, ebenfalls ›Atlas‹ genannt, genau diese Rolle. Er trägt Deinen Kopf, die Welt und wie Du sie wahrnimmst und repräsentiert gleichzeitig damit Deine Einstellung zum Leben und zur Schöpfung, Dein Gefühl für die Welt – Dein Empfinden, ob Dir das Leben freundlich zugetan oder feindlich entgegengestellt ist. Dein erster Halswirbel wird immer mit der Energie gehen, wie Du das Leben und die Welt wahrnimmst. Nimmst Du eine stressbehaftete Sicht auf die Welt und das Leben an, gehst Du in den Widerstand oder Rückzug. Hierdurch gerät Dein Atlas unter Spannung, er wird geschwächt und verschiebt sich.

Worauf liegt also Dein Fokus, Deine Aufmerksamkeit? Wenn Du die Welt als einen Ort des Schmerzes und des Stresses wahrnimmst, wirst Du weiterhin Stress und Schmerz erleben, weil dann Dein Bewusstsein alles Schöne herausfiltert und Du nur noch wahrnimmst, was belastet. Betrachtest Du das Leben voller Freude, richtest Du Dich automatisch weiter auf, um mehr Kontakt damit aufzunehmen.

Spüre einmal folgenden Fragen nach:

- Was macht Schöpfung für Dich aus und wie fühlst Du Dich als Teil davon?
- Freust Du Dich, dass Du hier bist und dass Du diesen Körper bewusst gewählt hast, um dieses Leben zu leben?

- Empfindest Du das Leben als freundlich oder feindlich?
- Hast Du Deinen Platz in der Welt gefunden?
- Hast Du immer wieder das Gefühl, ›alles‹ tragen und die Welt retten zu müssen?
- Wie viel Resilienz hast Du gegenüber dem Außen?
- Kannst Du Dich als Deine eigene Realität und Welt betrachten?
- Erkennst Du, dass Deine Welt durch Deine Meinung und Interpretation aus Dir heraus entsteht?
- Kannst Du neutral bleiben und betrachten, ohne sofort zu urteilen?
- Wo ist Dein Fokus, Deine Aufmerksamkeit?

Das Geheimnis eines freien Atlas ist die Neutralität – die Fähigkeit, die Welt ohne positives oder negatives Bewerten zu betrachten, wie sie ist. Je mehr Du in der Lage bist, neutral aufs Leben zuzugehen und je weniger Du Teile Deiner Realität ausblendest oder ablehnst, desto mehr siehst Du das Gesamtbild Deines Lebenspuzzles. Bist Du in der Neutralität, dann sitzt Dein Kopf ganz leicht und frei auf den zwei Platten des Atlas und Deine Muskulatur ist entspannt. Dies erzeugt eine Offenheit und eine Bewegungsfreiheit, die alles zulässt und es Dir ermöglicht, zu spüren, wo es Dich hinzieht und wovon es Dich wegschiebt. Deine Energie bleibt so bei Dir und Du lebst nicht mehr als Spielball äußerer Umstände. Indem Du auch dem scheinbar Negativen neutral begegnest, ihm nicht all Deine Energie und Aufmerksamkeit gibst und es damit verfestigst. So bleibst Du in der Balance.

Unser Gehirn als Realitätsmaschine

Unser Gehirn ist wie ein wunderbarer Apparat, der in der Lage ist, innerhalb von Sekundenbruchteilen jede vorstellbare Realität zu produzieren. Du erschaffst Dir Dein Leben durch Deine individuelle Interpretation der Geschehnisse, im Innen wie im Außen. Selbst wenn mehrere Menschen dasselbe Ereignis erleben, hat jeder seine eigene Wahrnehmung davon.

Deine Programmierung und Deine Konditionierung aus der Vergangenheit beeinflussen maßgeblich, wie Du das Leben heute wahrnimmst. Diese Wahrnehmung ist jedoch nicht für alle Ewigkeit in Stein gemeißelt, denn wir haben die Möglichkeit, unsere Programme und Muster zu verändern. Dieser Prozess gestaltet sich allerdings nicht immer ganz leicht, da unser Wunsch nach Transformation meist auf unsere Angst vor Veränderung trifft – und damit auf unsere fast schon ›heimelige‹ Vertrautheit mit unseren Umständen, selbst, wenn diese schmerzhaft und unangenehm sind. Unsere Konditionierung loszulassen, bedeutet das Aufgeben eines Teils unserer Identität – und das macht uns oft Angst und schafft inneren Widerstand. Wir könnten es auch so ausdrücken: Lieber die vertraute Misere als die unbekannte Freiheit.

Wir beginnen bei *Zurück zum Ursprung* mit dem Hals, um Dir einen neuen Blick auf die Realität zu ermöglichen – es geht Dir also sprichwörtlich »an den Kragen«! Dies kann sich für Dich im ersten Moment verunsichernd und vielleicht sogar bedrohlich anfühlen, da hierdurch Deine Wirklichkeit, so wie Du sie Dir geschaffen hast, gefährdet wird. Du kannst Dich aber mit *Zurück zum Ursprung* ganz leicht und entspannt fühlen. Wir überschreiben oder überlagern nichts, was Dein Körper und Deine Seele nicht gehen lassen wollen. Dein Ego meint vielleicht noch ein wenig festhalten zu müssen, doch sei ganz beruhigt: Alles geschieht zu Deinem Besten, wenn wie schon gesagt – Du loslässt. Dein Unterbewusstsein, das mit Deiner Seele voll verbunden ist, wählt sich aus *Zurück zum Ursprung* genau das heraus, was es braucht.

Ich bin in diesem Prozess Dein Assistent, der Dir hilft, das wiederzuerkennen, was Du vergessen hast. Über die Inhalte dieses Buches, das morphische Feld von *Zurück zum Ursprung* und über die Resonanz, Vibration und Schwingung meiner Stimme auf den zugehörigen Videos und Sounds stelle ich Dir ein ganzes Buffet an Informationen zur Verfügung, von dem sich Dein System nehmen kann, was sich gut und stimmig anfühlt.

Wie unser Weltbild entsteht

Schauen wir uns einmal an, wie unser Weltbild zustande kommt. Als kleine Kinder sind wir voller Faszination über die Welt und die Lebendigkeit des Lebens. Wir betrachten alles mit Neugier und Unvoreingenommenheit und jeder Moment des Lebens trägt ein neues Wunder in sich. Im Laufe der Zeit wird diese kindliche, positive Wahrnehmung jedoch in der Regel von unseren erwachsenen Bezugspersonen und unseren gesellschaftlichen und religiösen Normen, Anschauungen und Werten verschoben. Damit entsteht ein gewünschtes Verhalten mit dem entsprechenden Umgang und Ausdruck, der in einer Gesellschaft gelebt wird. Und das, egal ob sich das positiv oder negativ auf die Person auswirkt. Da kann es natürlich auch passieren, dass sich dabei unser vertrauensvolles, buntes Weltbild in eine angstbehaftete Sicht aufs Leben wandelt. Rückzug und Unverständnis entstehen, die Neugier und das Interesse verschwinden. Wir filtern dann durch die Linse der Angst und Gefahr. Hierdurch bauen sich Spannungen auf und so ergeben sich, wie anfangs bereits beschrieben, im Laufe der Zeit immer wieder leichte Verschiebungen in unserem Atlasbereich. Dieser Paradigmenwechsel – der Wechsel unserer Sicht auf die Welt –, der während unseres Aufwachsens stattfindet, hat größten Einfluss auf uns. Da jedoch der Atlas der oberste Teil unserer Wirbelsäule ist, steht er, wie Du es sicher schon einmal gesehen hast, wie für das erste Glied einer Holzschlange vom Jahrmarkt. Verändert der Atlas seine Lage, so wie eben dieses erste Glied, verschiebt sich der Rest der Schlange auch. Unsere Wirbelsäule ist vergleichbar mit so einer Holzschlange und so beeinflusst jedes Segment die ganze Struktur.

Durch einschneidende Erfahrungen wie dem Tod eines geliebten Familienmitglieds, familiäre Gewalt oder eine Trennung der Eltern, verändert sich ebenfalls unsere Wahrnehmung vom Leben. Nicht selten lenken wir dabei unseren Blick komplett auf den Schmerz und reagieren mit Widerstand oder Rückzug, Verdrängen, Nicht-Hinschauen und Nicht-Wahrhaben-Wollen.

Der Atlas kann auch durch Unfälle geschädigt oder verschoben worden sein, ebenso wie durch überwiegendes Schlafen in Bauchlage im Säuglings- und Kleinkindalter. In unseren ersten Lebensjahren sind Muskulatur und Knochenstruktur sehr weich und so kann es leicht passieren, dass der erste Halswirbel aus seiner eigentlichen Position herausgedreht wird.

Wenn wir mit dem Atlas arbeiten, bringen wir Entspannung ins Gesichtsfeld, die Zunge, das Zahnfleisch, den Kiefer und auch schon teilweise in den zweiten Halswirbel, den Axis.

Zweiter Halswirbel – Der Axis

Aufmerksamkeit, Betrachtung des eigenen Lebens

Unser erster Halswirbel, der Atlas, repräsentiert also unsere Grundeinstellung dem Leben gegenüber: Ist mir das Leben freundlich zugetan oder mir feindlich gesinnt? Bei unserem zweiten Halswirbel geht es nun um unsere Sicht auf das Leben und um die Frage, worauf wir unsere Aufmerksamkeit richten. Auf die Schönheit des Lebens oder auf Schmerz und Zerstörung.

Axis bedeutet Achse. Der Axis sorgt für einen Ausgleich von Vorne und Hinten und hält auch im Energiekörper verschiedene Achsen. Auf der körperlichen Ebene ist er mit unseren Augen und unseren Neben- und Stirnhöhlen verbunden. Wenn unser Axis in der Balance ist, haben wir wie ein Adler auf seinem Flug einen großen Überblick. Wir sehen die Zusammenhänge und Komponenten, die dazu beigetragen haben, dass wir uns in unserer aktuellen Lebenssituation befinden und erkennen klar unseren weiteren Weg und unsere möglichen weiteren Schritte. Wo komme ich her? Was war? Wo bin ich jetzt? Welche Möglichkeiten habe ich? Was fühlt sich gut für mich an? Auf all diese Fragen können wir mit Leichtigkeit Antworten finden.

Ist der zweite Halswirbel aus dem Gleichgewicht, wollen wir nicht hinsehen, uns nicht anschauen, was wir geschaffen haben. Wenn der Filter, durch den Du die Welt und das Leben siehst, darauf fokussiert ist, dass das Leben schwer ist, dann lässt er Dich automatisch Deine Aufmerksamkeit dorthin lenken, wo Probleme und Schwierigkeiten sind oder entstehen könnten. Das sorgt gleichzeitig dafür, dass sich dann der Axis festsetzt in dieser Stresshaltung.

Dadurch bestätigt sich dann auch noch Deine Erwartung, dass das Leben so schwer ist, da Du ja automatisch nach den Problemen suchst und sie auch findest. Das ist reine Schöpferkraft, die dann durch Dich wirkt, nur in diesem Fall leider problembehaftet.

Die Kraft der Dankbarkeit

Als wir uns mit dem Atlas beschäftigt haben, habe ich Dir die Wichtigkeit einer neutralen Einstellung zum Leben aufgezeigt. In Zusammenhang mit dem Axis und unserer Sicht der Welt ist das in der Einleitung beschriebene Thema der Dankbarkeit sehr relevant. Erinnere Dich: Dankbarkeit hebt Deine Frequenz und bringt Dich so in einen leichteren, offeneren Bewusstseinszustand.

Lenkst Du Deine Aufmerksamkeit lediglich auf die angenehmen Dinge und Themen des Lebens, gehst Du aus der Neutralität hinaus. Es ist somit wichtig zu lernen, den dankbaren Blick auf ›allem‹ ruhen lassen zu können und so das Leben in seiner Gesamtheit anzunehmen, ganz nach dem Spruch »Es gibt nichts so Schlechtes, als dass nicht auch etwas Gutes dran ist«. Wenn Du einem ›schwierigen‹ Menschen oder Umstand dankbar sein kannst – beispielsweise dafür, dass er Dir zeigt, welche Beziehungsqualitäten Dir wichtig sind und Du diese Eigenschaften in anderen Menschen dadurch noch mehr schätzen kannst –, dann schließt Du das ganze Spektrum des Lebens ein und bleibst in der Neutralität. Aus dieser Haltung heraus kannst Du dann wählen: Was will ich und was nicht? Was ist stimmig für mich und was nicht?

Dankbar sein heißt dabei übrigens nicht, dass Du alles gut finden und jeden lieben musst oder in Situationen verweilen sollst, die Dir nicht guttun. Dankbarkeit hilft Dir auch, wertschätzend mit gefühlt Negativem umzugehen, ohne verhaftet zu bleiben, und dadurch frei in Deinen Bewegungen und Handlungen zu bleiben.

Beginne auch, Dich selbst und Dein tägliches Erschaffen in tiefer Dankbarkeit wahrzunehmen. Das geht ganz einfach, indem Du in jeder Situation Dein Bestes gibst. Je nach Deinem Energiezustand. Ist dieser hoch, kannst Du mehr geben. Ist er niedrig, gibst Du weniger. Jedoch immer das Beste. Dann kannst Du am Abend dankbar auf Dich selbst und Dein Tagwerk blicken.

Stelle Dir folgende Fragen:

- Was will ich sehen, was lieber nicht?
- Wohin lenke ich meine Aufmerksamkeit?
- Bin ich offen für das Leben oder angespannt?
- Wie gehe ich mit Konflikten um?
- Habe ich ›die Nase voll‹?
- Wie gut ist mein Sehen, auch mein peripheres Sehen?

Teste einmal Deine Augen: Fixiere dazu einen etwa fingernagelgroßen, zwei bis drei Meter von Dir entfernten Punkt. Schau ihn fokussiert, intensiv an, nimm Bestand auf. Welche Wahrnehmung hast Du vom Raum? Wie groß ist Dein Sichtfeld? Wie angestrengt sind Deine Augen allgemein. Wie nimmst Du beim Lesen die Seite eines Buches wahr? Kostet das Kraft, oder erfasst Du mit einem Blick die ganze Seite?

Oft machen bei Axis-bezogenen Themen auch die Ohren zu. Steh einmal auf und gehe durch den Raum, fühle Dich in der Bewegung. Wie ist Dein Gleichgewicht? Wie fühlt sich Dein Körper dabei an? Der zweite Halswirbel hat viel mit Steuerung und Balance zu tun.

Probleme mit den Neben- und Stirnhöhlen sind oft mit unserer Ernährung verbunden. Milchprodukte beispielsweise wirken stark verschleimend und sorgen so dafür, dass unser System nicht richtig offen ist. Dies geht bis in den bronchialen Bereich und die Lunge hinein. Wir haben dann sprichwörtlich ›die Nase voll‹ oder ›es bleibt uns die Luft weg‹. Unser Immunsystem arbeitet in der Regel sehr gut, außer, wir sind sehr im Konflikt. Konflikte sitzen, energetisch gesehen, im Neben-, Stirnhöhlenbereich und im Rachen und beeinträchtigen damit die Leistungsfähigkeit unseres Immunsystems, da hier Wächterorgane (Hals- und Rachenmandeln) sitzen, die dann stark belastet sind.

Erlebst Du viel Dissonanz, dann überlege Dir: Was stört Dich an der jeweils anderen Person, was Du an Dir selbst nicht magst – oder hat Dein Gegenüber vielleicht ein Thema, das Du getrost bei ihm oder ihr lassen kannst?

Dritter Halswirbel – Der Märtyrer

Selbstaufgabe, Opferhaltung, Gleichwertigkeit

Im Volksmund hat der dritte Halswirbel den Spitznamen ›Märtyrer‹. Im religiösen Verständnis ist ein Märtyrer ein Mensch, der um seines Glaubens willen leiden und sterben musste. Heute bezeichnen wir Personen oft umgangssprachlich als Märtyrer, die sich für andere oder auch die eigenen Vorstellungen und Ideen opfern und sich damit selbst aufgeben. Entsprechend seinem Namen steht der dritte Halswirbel in Zusammenhang mit Opferhaltung. Um das auszugleichen und den dritten Halswirbel wieder in die Balance zu bekommen, ist es wichtig, sich immer mehr nach vorwärts und zu sich selbst zu wenden, zielgerichteter, absichtsvoller und geerdeter zu sein.

Hier sind einige Fragen für Dich:

- Nimmst Du in Deinem Leben immer wieder die Opferrolle ein?
- Steckst du gegenüber der Gesellschaft, Deinen Kindern, Deinem Partner, dem Geschäftskollegen zurück?
- Kritisierst Du Dich oft selbst?
- Vermeidest Du, Stellung zu beziehen und einen eigenen Standpunkt zu vertreten?
- Erlaubst Du Dir, Raum einzunehmen?
- Erkennst Du die Wichtigkeit Deiner Rolle in der Gesellschaft?

Es gibt niemanden, der wichtiger oder weniger wichtig ist als Du, egal, ob Du die Rolle eines Führers oder eines Mitläufers einnimmst. Jeder hat auf seine Art die Möglichkeit, das Kollektiv zu unterstützen und ausgleichend zu wirken. Sei Dir also Deiner eigenen Wichtigkeit und Deiner ›Gleich-Wertigkeit‹ bewusst.

Der dritte Halswirbel gerät aus der Balance, wenn Du dauerhaft oder wiederholt in eine Opferhaltung gerätst, Dich selbst aufgibst und Dich vollkommen anderen zur Verfügung stellst, ohne Deinem eigenen Leben Wichtigkeit einzuräumen. Als ›Opfer‹ geben wir gerne die Verantwortung an die ›Täter‹ ab. Solltest Du Dich in diesem Muster erkennen, ist es sehr wichtig, Dir bewusst zu machen, dass Deine Energie im Außen wahrnehmbar ist und so von anderen ›aufgespürt‹ werden kann. Polaritäten ziehen sich an. Ohne Opfer kein Täter und umgekehrt. Um eine Opferhaltung abzulösen, ist ein sehr hoher Energiewert notwendig, der zuerst einmal in die Selbstvergebung investiert werden sollte. Das hawaiianische Vergebungsritual Ho'oponopono eignet sich hierfür sehr gut. Dadurch stabilisiert sich die Grundenergie (Haupt-Chi) und Du verlässt damit eine Märtyrerhaltung und kannst dann ganz leicht Deine Frau oder Deinen Mann stehen.

Viele Menschen, die Probleme mit dem dritten Halswirbel haben, verschließen dazu noch gerne die Ohren und wollen nicht hinhören. Sie haben häufig keinen eigenen Standpunkt, nehmen ungern eine Führungsrolle ein und geben die Verantwortung lieber nach außen ab.

Wir brauchen ein gesundes Konfliktpotenzial, um Nein sagen oder unsere Meinung mitteilen zu können und eine gewisse Grundaggressivität, damit wir uns wehren, unseren

Platz einnehmen und auch einfordern können, was uns zusteht. Damit ist eine Grundenergie gemeint, die auch ganz klar Grenzen nach außen definiert. Wie viel Konfliktpotenzial besitzt Du? Bestehst Du auf den Raum, der Dir zusteht? Solltest Du das nicht tun, kann es sein, dass Dein dritter Halswirbel sich gerne verschiebt.

Der vierte Halswirbel

Rechtfertigung, Nein sagen, Selbstkritik

Die Themen des dritten und vierten Halswirbels sind stark miteinander verbunden. Auch der vierte Halswirbel hat mit Kommunikation zu tun. Er repräsentiert Weitsicht, Öffnung, Großzügigkeit, Präsenz zeigen, Nein sagen, sowie den eigenen Standpunkt einzunehmen und zum Ausdruck zu bringen. Menschen, die hier Schwierigkeiten haben, reagieren stark auf anklagende Kommunikation, beziehen ungern Stellung und ziehen sich sofort in ihr Schneckenhaus zurück. Sie neigen dazu, sich im Nachhinein auf Kritik oder Vorwürfe hin zu rechtfertigen, um so ihre Energie verzweifelt zu verteidigen und wieder ein wenig zu stabilisieren. Das ist eines der sehr typischen Muster im deutschsprachigen Raum. Wir haben verlernt, Nein zu sagen und unsere Grenzen aufzuzeigen, weil dies oft als unhöflich angesehen wird, und sind überangepasst. Wir haben vergessen, dass »Nein.« ein vollständiger Satz ist und wir uns nicht für unseren Standpunkt rechtfertigen müssen. Dies ist ein gutes Beispiel für einen sehr stark ausgeprägten kollektiven Schmerzkörper der Schuld und des Kleinseins, der als ein Erbe der Nachkriegszeit noch immer getragen wird.

Wenn wir entgegen unserem Gefühl Ja sagen, geraten wir in einen sehr niedrigen Energiezustand, weil wir wissen, dass wir uns wieder mal ›verkauft‹ haben. Im Nachhinein kritisieren wir uns dann dafür, ziehen uns dadurch zusammen und unser Körper und die Wirbelsäule verschieben sich. Für viele Menschen ist es eine große Herausforderung, klare Grenzen zu setzen und gleichzeitig genügend Offenheit für unsere Beziehungen zu haben. Ein Teil des Problems besteht darin, dass wir glauben, Grenzen gegenüber dem Anderen setzen zu müssen. Damit ist unsere Aufmerksamkeit und somit auch unsere Energie bei demjenigen, dem wir die Grenze setzen wollen. Würden wir die Grenzen für ›uns‹ definieren, bliebe die Energie bei uns und der Andere verliert schnell die Lust, bei uns einzudringen, da ja die Aufmerksamkeit nicht zu ihm geht. Im Konflikt ist dann keine Energie zu gewinnen und der Eindringling sucht sich dann schnell ein anderes Opfer. Was dann nicht Dein Problem ist (außer wenn es sich um Kinder oder Schutzbedürftige handelt), da das andere Opfer auch lernen muss, seine Grenzen selbst für sich zu definieren.

Spür einmal in Dich hinein: Wie viel trägst Du auf Deinen Schultern? Dazu gehört auch das Tragen der Bürde oder der Aufgaben anderer. Es beginnt beim vierten Halswirbel, dass wir Stress auf unseren Schultern spüren. Ein gesundes Nein zum richtigen Zeitpunkt auszusprechen, ist ein kraftvoller Ausdruck Deiner Liebe Dir selbst gegenüber. Leider hat in unserer Gesellschaft die Selbstliebe keinen hohen Stellenwert. Es ist ungeheuer wichtig, dass Du Dich selbst zu verstehen und zu lieben beginnst, denn in der Selbstliebe liegt Souveränität und Authentizität. Wenn Du für Dich als Wahrheit annimmst, dass Du Dich so ausdrücken darfst, wie es für Dich inspirierend, authentisch und begeisternd ist, dass Du machen darfst, was Dir Spaß macht und Freude bereitet, dass Du leben darfst, was Dich im tiefsten Herzen erfüllt, dann gibt Dir das Erdung, Kraft und Energie. Die Souveränität, die Du dann ausstrahlst, zeigt sich im Außen und wird von Deinen Mitmenschen wahrgenommen.

- Wie gut kannst Du Nein sagen?
- Wie gut kannst Du Dich abgrenzen?
- Wie gut kannst Du »Stopp, das stimmt so für mich nicht, das möchte ich nicht.« sagen?
- Wie viel trägst Du aus dem Kollektiv, was Dich in der Selbstkritik hält?

Wenn Dein vierter Halswirbel in der Balance ist, kannst Du mit Klarheit und Überzeugung auf eine Weise Nein sagen, die keine Diskussion hervorruft. Sollte dennoch ein Konflikt entstehen, liegt es meist daran, dass das Nein kein klares, hundertprozentig gemeintes Nein war. Denk daran: Dein Nein ist Deine Entscheidung. Es ist in dem Augenblick, in dem es für Dich notwendig ist, Deine Wahrheit. Ob der andere dies annimmt, liegt nicht in Deiner Zuständigkeit. Wie schon gesagt: »Nein.« ist ein vollständiger Satz. Du brauchst Dich nicht zu erklären oder rechtfertigen.

Du kannst Deine Kommunikationsweise verbessern, indem Du Elemente aus der Gewaltfreien Kommunikation einbringst. Ganz besonders hilfreich ist, von der Du-Botschaft zur Ich-Botschaft zu wechseln. Marshall Rosenberg, der Begründer der gewaltfreien Kommunikation, empfiehlt, zu schildern, wie wir eine Situation erleben und so den anderen an unserem Erleben teilhaben zu lassen. Beschreibe, wie es Dir mit einer Sache geht (Ich-Botschaft), anstelle zu sagen, was der andere falsch macht (Du-Botschaft). Du-Botschaften legen die Verantwortung beim anderen ab, woraufhin derjenige die Information persönlich nimmt, sich zumeist angegriffen fühlt und oft ein Konflikt entsteht.

Wenn wir gewaltfrei argumentieren, bleiben wir bei uns und kommunizieren situationsbezogen, nicht personenbezogen. Wir schildern, wie wir eine Situation wahrnehmen, zum Beispiel: »Diese Situation bringt mich jetzt so in Stress, dass _____ mit mir passiert«. Auf diese Weise kann das Gegenüber verstehen, was in uns vorgeht und sich in uns einfühlen, ohne sich persönlich angegriffen zu fühlen. Wichtig ist in diesem Zusammenhang, auf Wörter wie ›immer‹, ›nie‹, ›laufend‹, ›dauernd‹ oder ›ständig‹ zu verzichten, da wir dadurch generalisieren und signalisieren, dass sich unserer Ansicht nach die betreffende Situation auch weiterhin wiederholen wird. Woraus sich eine feststehende Wahrheit bildet und damit auch in unserem Geist die wiederholende Situation bestehen bleibt. Wir tragen dann dazu bei, diese Wahrheit zu erhalten und wundern uns gleichzeitig, dass sich nichts verändert.

DER FÜNFTE UND DER SECHSTE HALSWIRBEL

Umgang mit dem eigenen Energiefeld

So, wie der dritte und der vierte Halswirbel thematisch miteinander verbunden sind, so sind es auch der fünfte und sechste. Die beiden Wirbel stehen für unseren Ausdruck und dafür, wie wir unsere Authentizität nach außen tragen. Sind der fünfte und sechste Halswirbel in der Balance, lebt es sich frei, authentisch nach außen. Dann fällt es leicht, sich verbal darzustellen und gesehen zu werden. Das ›Ich bin‹ zeigt sich klar im Ausdruck über Stimme, Ton und in der Körpersprache.

Sind der fünfte und sechste Wirbel im Ungleichgewicht, wird das oft als Verengung, Kloß oder Kratzen im Hals empfunden, vielfach auch verbunden mit dem Bedürfnis, sich zu räuspern. Das hat damit zu tun, dass wir uns nicht zeigen und nicht die Verantwortung für den Ausdruck unserer Gefühle und Empfindungen übernehmen wollen. Es wird Dich nicht überraschen, dass der fünfte und der sechste Halswirbel mit unserem Kehlkopf, unserer Schilddrüse und unserer Thymusdrüse in Zusammenhang stehen. All diese Organe sind unserem authentischen Ausdruck zugeordnet.

Aus energetischer Sicht sind die beiden Wirbel die Verbindung zu unserem göttlichen Chakra, das sich etwa eine Handbreite oberhalb unseres Kronenchakras befindet. Durch das göttliche Chakra bist Du mit Deiner Essenz und damit dem, was Dich seit Anbeginn der Zeit ausmacht, verbunden. Wie sehr Du diese Verbindung lebst, spiegelt sich im fünften und sechsten Halswirbel wider. In unserer heutigen, modernen Zeit haben wir viel vergessen, Vieles ist verloren gegangen. Oft nehmen wir uns keine oder nur wenig Zeit für die Quelle unserer größten Inspiration: der Zwiesprache mit der Schöpfung, Gott, Göttin oder Big Spirit, wie auch immer Du das Göttliche nennen möchtest.

Fühle einmal in Dich hinein: Wie offen bist Du gegenüber dem Spirituellen, dem Göttlichen, der Schöpfung? Ein spiritueller Mensch ist sich darüber bewusst, dass seine Gedanken, Gefühle und Handlungen in allen Dimensionen Realität annehmen, Wirkung haben und damit schöpferisch tätig sind. Er weiß, wie viel Verantwortung darin liegt, die richtigen Worte und Handlungen zu wählen, um sich selbst und seine Talente, seine Liebe zu leben und damit das Kollektiv und somit eben die Schöpfung zu erfüllen.

Was Du brauchst, ist Wachheit im Alltag. Geh mit möglichst viel Präsenz und Achtsamkeit durch den Tag und sei Dir Deiner Gedanken, Worte, Reaktionen und Handlungen im jeweiligen Moment bewusst. Beobachte, wie Du so mehr und mehr die Wahl hast, wie Du auf das Leben antwortest und es damit bewusster gestalten kannst. Bleib dabei spielerisch und locker. Nimm das Leben ernst, sei dabei jedoch nicht allzu ernst!

Siebter Halswirbel – Der Prominent

Demütigung, stilles Leiden, die Bürden anderer tragen

Wenn Du mit Deiner Hand die Halswirbelsäule entlangfährst, kannst Du den Prominent leicht erfühlen. Er ragt nach hinten heraus, daher auch sein Name. Der siebte Halswirbel repräsentiert Deine Lebensqualität und Lebensphilosophie. Ist er aus der Balance, steht er für das Thema Demütigung und Belastung durch das Tragen der Bürden der Anderen (Alles außerhalb von Dir).

Spüre einmal in Dich hinein:

- Wie fühlen sich Deine Schultern an?
- Wie funktioniert die Steuerung Deiner Arme?
- Wo fühlst Du Dich gedemütigt, unterdrückt?
- Wo leidest Du still?
- Wo erträgst Du und verteidigst Dich nicht?
- Wie fühlst Du Dich, wenn Du mit dem Thema ›kollektive Schuld‹ in Verbindung gehst?
- Wen trägst Du?
- Was trägst Du für Deine Kinder, Deinen Partner, Deine Freunde, Familienmitglieder, die Firma?
- Stellst Du Dich gerne gleich zur Verfügung und nimmst anderen ihre Bürden ab?
- Lässt Du den Anderen eigene Erfahrungen machen und sich auch mal den Kopf stoßen?

Der Prominent ist mit der Schilddrüse, dem Organ der Authentizität, verbunden. Er hat damit zu tun, wie wir uns darstellen und Ausdruck verleihen und inwieweit wir mit unserer Wahrheit im Einklang leben. Ein Ungleichgewicht im Bereich des Prominent kann sich in Form von Depression, Rückzug, Angstzuständen, häufigen Erkältungen, Schleimbeutel-Problemen im Schulterbereich, Schulterverspannungen, verringerter Beweglichkeit der Finger und Hände sowie als Karpaltunnelsyndrom bemerkbar machen.

Menschen, die mit dem Prominent Schwierigkeiten haben, wehren sich oft nicht, wenn es angebracht wäre, ertragen viel und tragen viel für andere. Vielfach leben sie in der Wahrnehmung, das ganze Leid dieser Erde zu spüren.

Spüre einmal in dich hinein. Wen trägst Du? Was trägst Du für Deinen Partner, Deine Kinder, das Geschäft, Deine Freunde, Geschwister oder Eltern? Stellst Du Dich anderen immer zur Verfügung und nimmst ihnen alles Erdenkliche ab? Wem nimmst Du damit die Verantwortung fürs eigene Leben ab? Du hast keine Verantwortung für andere und es steht Dir nicht zu, Verantwortung für andere zu übernehmen – die Ausnahme sind Schutzbefohlene, also Kinder für Eltern und Erzieher, Schutzbefohlene, für die Du einstehst, ein Volk für einen Staatschef oder Mitarbeiter für einen Chef in Abhängigkeit der Funktion.

Wenn Du in Bezug auf den siebten Halswirbel in Deine Kraft kommen willst, dann lerne, bei Dir selbst zu bleiben. Hör auf, das Leid der Welt zu tragen und es zu brauchen, gebraucht zu werden. Das hat nichts mit Liebe zu tun, sondern ist Bedürfnisbefriedigung und ein eventuelles Fishing for Compliments (toll sein wollen). Wichtig ist für Deinen

Veränderungsprozess, dass Du darauf gefasst bist, dass die Menschen, deren Lasten Du bisher getragen hast, alles dransetzen werden, Dich in dieser Rolle zu halten, indem sie z. B. versuchen, Dir ein schlechtes Gewissen zu machen. Du könntest damit konfrontiert werden, kein Mitleid zu haben, hart oder gefühlskalt zu sein. Hier gilt es, fest zu Dir zu stehen, und konsequent durch die ›Abnabelungsprozesse‹ hindurchzugehen.

Der Prominent hat auch viel mit unserem Kollektiv zu tun. Im deutschen Sprachraum leben wir mit dem Thema der Schuldfrage, einer Art falsch gelebter Schuld, die mit uns heute nichts mehr zu tun hat, jedoch immer noch wiedergelebt wird. Das ist ein sehr starkes kollektives Feld, das Gefühle der Schuld, aber auch der Trauer, Ohnmacht, Demütigung und Scham beinhaltet. Das deutsche Volk, die deutschsprachigen Länder generell, sind deshalb z. B. nicht sehr aufbegehrensbereit und fressen viel in sich hinein.

Eine unserer Aufgaben als Gesellschaft ist es, unseren inneren Rebellen wiederzufinden, unser Feuer der Kreativität und der inneren Wahrheit wieder anzufachen. Es geht hierbei nicht darum, politischer Aktivist zu werden, sondern wieder mehr zu dem zu stehen, was unsere Wahrheit ist, diese Wahrheit mit Klarheit in uns zu tragen und unsere innersten Werte leicht und kraftvoll zu leben.

Kopfschmerzen und Verstopfung – Wie Du die Energie wieder ins Fliessen bringen kannst

An dieser Stelle möchte ich noch einen kleinen Abstecher ins Thema Kopfschmerzen machen. Bei den meisten Menschen ist Kopfschmerz, Migräne ausgenommen, ein Verspannungskopfschmerz, der durch zu viel Druck im Kopf entsteht. Das fühlt sich an, als würde unser Schädel gleich platzen, als würde unser ganzes Blut in den Kopf gepumpt werden, ohne dass es wieder abfließen kann. Dabei ist es nicht das Blut, das in den Kopf geht, sondern die ganze Energie, die dann nicht mehr abfließt.

Diesen Kopfschmerz kannst Du selbst gut behandeln. Wie gesagt, er entsteht durch ein Übermaß an Energie, das Stress auslöst, möglicherweise durch hohe Erwartungen, die Du an Dich selbst hast oder Ärger, den Du in Dir trägst. Stell Dir vor, Du nimmst, bildlich gesprochen, Schleusen aus dem Hals heraus und lässt so die Energie wieder in den Körper abfließen. Sage Dir dazu: »Diese Energie, die hier überflüssig ist, die zu viel ist, die Druck aufbaut, die lasse ich jetzt wieder in meinen Körper abfließen und sich dort integrieren.«

Ähnliches gilt für die Verstopfung, bei der die Energie stagniert, festhängt. Dann hängt die Energie, die man über die Nahrung aufgenommen hat, in einem Muster von ›nicht abgeben und nicht teilen wollen‹ fest. Um das zu lösen, ist es notwendig, dass Du Dich in einen Zustand der Aufnahme, des Empfangens und Gebens begibst. Zusätzlich ein wenig Bewegung, z. B. ein Spaziergang, und plötzlich können wir wieder auf die Toilette gehen.

Es ist einfach, mit Energie umzugehen und sie zu leiten, wir haben es nur meist nicht gelernt. Hier bei *Zurück zum Ursprung* machen wir dies auf ganz natürliche, leichte und spielerische Weise.

Nachher-Check

Spüre zum Abschluss noch einmal in Deinen Hals und in Deine Schultern hinein.

- Wie lässt sich Dein Hals nach links, rechts, oben und unten bewegen?
- Wie fühlen sich Dein Gesichtsfeld und Deine Augen an?
- Wie ist Dein innerliches Empfinden von Deinem Kopf?
- Wie ist Deine Wahrnehmung im Kiefer? Bewege ihn einmal in alle Richtungen.
- Wie fühlen sich Dein Zahnfleisch und Deine Zunge an?
- Wie fühlen sich Deine Schultern an?
- Wie funktioniert die Steuerung Deiner Arme?

Kapitel 2

Die obere Brustwirbel-säule

Ein klares Nein zum richtigen Zeitpunkt ist praktizierte Selbstliebe

Meine väterliche Familie hat mich immer gerne benutzt, war oft in der Kritik, hat mich regelmäßig spüren lassen, dass ich nicht so bin, wie man mich gerne hätte, dass ich das schwarze Schaf und der Außenseiter bin, weil ich wiederholt meinen Job gewechselt habe und meine eigenen Wege gegangen bin. Aber wenn sie jemanden gebraucht haben, der handwerklich was machen musste, dann hieß es jedes Mal: »Hey, Du, kannst du mal?«

Immer wieder kam er, der Anruf. »Äh, hör mal, wir treffen uns zum Mittagessen. Möchtest Du auch?« Mittagessen. Hört sich gut an, aber dann kam's schon, wie meistens, hinterher: »Ach ja, und wenn Du dann schon mal da bist, könntest Du dann das eine oder andere bitte noch tun?« Mich hätte es echt gefreut, hätte man es mal andersherum gesagt: »Hey Du, hör mal, kannst Du uns mit dem und dem helfen? Und danach essen wir noch schön miteinander.« Das wäre klarer und für mich aufrichtiger gewesen.

Und dann hab ich es zum ersten Mal gesagt: »Nein.« Juhu, ich hab's zum ersten Mal gesagt! »Nein!«

»Nee Du. Sorry, aber das geht nicht. Da bin ich nicht da.«

»Ja, wie??«

»Ja. Nicht da.«

»Wie? Du hast keine Zeit?«

»Nein, ich hab keine Zeit.«

»Warum nicht??«

»Hey, ich hab keine Zeit.«

Ohne Erklärung. Ich hab's gesagt! Nein! Nein! Nein! Nein! Und hab innerlich so getanzt. Hey, jetzt mal echt: Wenn Du an dem Punkt angekommen bist, dann tanzt du innerlich und (Sorry! Oder auch nicht sorry :-)) Du denkst Dir »Fuck you! Mach's doch endlich mal selber!« Und zum ersten Mal umarmst Du Dich selbst in einer Tiefe, die Du so noch nie erlebt hast. Weil Du zum ersten Mal seit Jahren zu Dir selbst gestanden hast.

Deswegen: Sag Nein, bis Dir die Zunge wehtut, wenn Du etwas nicht machen willst, und es sich auch nicht richtig anfühlt, es zu tun! Es findet sich immer eine ehrliche, klare Wahrheit, die sagt: »Nein, das geht nicht. Und nein, es ist nicht mein Problem, was Du da jetzt willst. Kümmere Dich selbst um Dein Leben. Wenn Du wirklich Hilfe brauchst, bin ich gerne da. Aber nicht, um Deine Faulheit und Deine Bequemlichkeit zu unterstützen.« Und bitte: »Nein.« ist ein vollständiger Satz, der keine Erklärung braucht. Manchmal frage ich mich, wenn ich Nein sage, welchen Teil des Wortes hat der andere nicht verstanden?

Gegen ein Nein anzugehen, ist, wenn es energetisch nicht stimmt, ein voller Übergriff in die Souveränität des anderen, eine Grenzüberschreitung. Doch Vorsicht: Nicht jedes Nein wird ausgesprochen und so kann es passieren, dass wir jemanden in seiner Entscheidung oder seinem Lebensweg übergehen und demjenigen dadurch seine Aufgaben und Herausforderungen wegnehmen. Um zu erkennen, wie jemand zu sich oder einer bestimmten Situation steht, braucht es Hinhören, Hinspüren und innere Stille. Dann fühlen wir, was richtig ist.

Manche Menschen glauben auch, dass sie, wenn sie um etwas gebeten werden, dieser Bitte um der Beziehung willen nachkommen müssen, und verstehen daher nicht, dass das gar nicht notwendig ist. Es ist eine Frage der Kommunikation. Hier eine kleine Geschichte von mir und meinem Bruder dazu:

Ich habe meinen Bruder gefragt, ob ich einen seiner Transporter haben kann. Er hat eine Firma für Gabelstapler, und die haben natürlich zwei, drei Montage-Autos, wo eben das Werkzeug drin ist. Ich hatte wieder mal Unfug (seine Meinung) gemacht und mir ein zweites Motorradprojekt zum Umbauen gekauft. Mein Bruder war damals der Meinung, man braucht doch nur eins, hat mir leicht eine gewischt und gemeint: »Wieso machst Du das denn?« »Naja, die Ducati, molto Emozione, mein Jugendtraum, ich konnte einfach nicht Nein sagen!«

Und ein paar Tage später, kam's zu dem Thema mit dem Nein sagen. Er hat gerade sein Wohnmobil mit neuen Aufklebern beklebt, als ich ihn gefragt habe: »Kannst Du mir jetzt das Auto geben?« Und irgendwie kam an diesem Tag ganz viel für ihn zusammen. Irgendwie wollte jeder was von ihm. Und da ist er einfach ausgeflippt, da oben auf der Palette auf dem Stapler: »Aaah, mich kotzt es so an, jeder will nur was von mir!« Da habe ich ihn erst mal in Ruhe gelassen und eine Stunde später bin ich wieder zu ihm und habe gesagt: »Wir zwei haben jetzt ein Gespräch. Jetzt. Hier. Tu mal die Aufkleber weg.«

Und dann habe ich zu meinem Bruder nur gesagt: »Weißt Du, ich liebe Dich. Mir ist es egal, ob Du Ja oder Nein sagst. Ob Du mir den Transporter gibst oder nicht, verändert nichts an meiner Liebe zu Dir. Mit dem Transporter geht es leichter. Einfach nur leichter. Ohne ihn muss ich mich halt um eine

Alternative kümmern. Es ist kein Problem. Wenn Du Nein sagst und es stimmt für Dich nicht, dann ist es für mich absolut in Ordnung. Es hat nichts mit meiner Liebe zu Dir zu tun. Mir ist es am wichtigsten, dass wir immer das tun, wovon wir fühlen, dass es das Richtige zum jeweiligen Moment ist, vollkommen authentisch. Also glaube nicht, dass Du jetzt etwas tun musst, was Du nicht willst, damit Du von mir geliebt oder gemocht wirst.« Da hat etwas Klick gemacht.

Weil er schlecht Nein sagen konnte, war er in seinem Leben an einem Punkt angekommen, wo jeder nur genommen hat. Nach diesem Gespräch konnte er dann ganz leicht Ja sagen, weil er gemerkt hat, dass seine Entscheidung nichts mit meiner Zuneigung für ihn zu tun hat.

Es ist wichtig, dass wir Klartext miteinander reden, damit jeder weiß: In welchem Verhältnis stehen wir zueinander? Wer sind wir füreinander und welche Gefühle sind da? Schau also einmal, wie es ist bei Dir mit Deinen Jas und Neins. Wann ist das Ja leicht, zieht Dich rein, erfüllt Dein Herz und wann ist es notwendig, Nein zu sagen? Ein Ja, das Dich belastet, nimmt Dich weg von Dir, trennt Dich aus Deiner Einheit, bringt oft negative Gedanken hoch und lässt Dich abends schlecht in den Spiegel schauen, da Du Dich dann wieder einmal verkauft hast. Sei achtsam. Hör hin. Und entscheide mit der Liebe im Herzen für Dich und andere.

Wenn Du zu viel für andere trägst, zu oft Ja sagst, belastest Du Deine untere Halswirbelsäule, Deine obere Brustwirbelsäule und Deine Schultern. Hier trägst Du die Bürden der anderen. Unsere Brustwirbelsäule steht jedoch auch für den Bereich unseres Willens, unseres Egos, unserer Flexibilität und unserer Autonomie. Aus dem Rumpf heraus steuern wir unser Leben. Läuft unser Leben nicht so, wie wir es gerne wollen, verschiebt sich oft die Brustwirbelsäule. Das Ego sagt: »Ich will.« Die Seele jedoch sagt: »Ich hätte gerne« und »Das tut mir gut«.

Geben wir der Seele Raum, können wir harmonische, glückliche und stimmige Entscheidungen treffen. Dann ist der Ausdruck über das Herz, das ja direkt vor unserer Brustwirbelsäule sitzt, so stark, dass unsere Wünsche und Visionen im Außen entstehen können, weil unser Herz mit ihnen in Resonanz geht. Durch die Forschungsarbeit des HeartMath Institute wissen wir, dass der Impuls unseres Herzens über 5.000 Mal stärker ist als der unseres Gehirns. Und so gelingt Manifestation ganz einfach über die Kombination von Absicht (Gehirn) und Gefühl (Herz).

Wenn Halswirbelsäule und Brustwirbelsäule frei sind, ist unsere Intuition offen. Wir haben dann einen sehr guten sechsten Sinn und ›wissen‹ einfach.

Bevor wir nun tief in alle Themen rund um die Brustwirbelsäule eintauchen, mache einmal die beiden folgenden Übungen:

Beweglichkeitstest: Brustwirbelsäule

Du kannst die Beweglichkeit Deiner Brustwirbelsäule testen, indem Du Dich aufs vordere Drittel des Stuhles setzt, beide Füße stehen dabei auf dem Boden. Leg dann die linke Hand auf das rechte Knie und dreh Dich nach rechts hinten. Schau, wie weit Deine Wirbelsäule aufmacht und mache das Ganze dann auch auf der anderen Seite.

Krafttest: Handgelenke

Mache einmal den folgenden Hand-Test. Umfasse mit der rechten Hand Dein linkes Handgelenk. Drücke mit viel Kraft zu und halte den Druck so gut Du kannst. Solltest Du stark zu blauen Flecken neigen, greife einen Gegenstand. Wie viel Kraft hast Du in Deiner rechten Hand? Spüre dazu auch in das Druckempfinden Deiner linken Hand. Wie gut kannst Du den Druck längere Zeit aufrechterhalten? Lass dann wieder los.

Führe nun den Krafttest mit der linken Hand durch. Merke Dir Dein Kraftempfinden für beide Hände und wiederhole den Test am Kapitelende. Dies hilft Dir, Deinen Zugewinn an Kraft und den Grad der Öffnung Deines Schulterbereiches fühlbar zu machen. Mache auch den Test zur Beweglichkeit der Brustwirbelsäule noch einmal am Ende des Kapitels.

Der erste Brustwirbel

Mangelndes Vertrauen, Überlastung, Perfektionismus

Zwischen dem ersten Brustwirbel und dem siebten Halswirbel besteht ein enger thematischer Zusammenhang. Die beiden gleichen sich gegenseitig aus und übernehmen auch Spannungsfelder voneinander.

Das Thema Überlastung hat oft damit zu tun, dass Menschen mit einem Ungleichgewicht im Bereich des ersten Brustwirbels gerne alles selber machen und volle Kontrolle haben wollen. Der Kontrollierende hat Angst vor der Angst. Er versucht somit, alles zu kontrollieren, um nicht das Gefühl der Hilflosigkeit zu erfahren. In dem Augenblick, in dem er seine Kontrolle aufgeben muss, fühlt er sich verloren und weiß nicht mehr, wie er reagieren soll.

Wenn wir Angst haben, produzieren die Nebennieren Adrenalin. Der Flucht- oder Kampfimpuls setzt ein, das Blut fließt verstärkt in Arme und Beine und steht dann den Organen und deren Funktion nicht mehr zur Verfügung. Dies hat zur Folge, dass wir nicht mehr zuverlässig entgiften können, kaum mehr Wachstumshormone zur Regeneration ausgeschüttet werden und die Blutproduktion heruntergefahren wird, weil alles aufs Überleben ausgerichtet ist. Und wenn das zum Dauerzustand wird, kannst Du Dir ja vorstellen, dass der Körper leidet und nicht mehr in seine Regeneration kommt.

Wir brauchen in unserem Alltag das Spiel zwischen Spannung und Entspannung. Während der Entspannung wird der innere Teil unseres Körpers mit Sauerstoff geflutet, Blut und Lymphe sind im Fluss. Findet diese Entspannung nicht statt, funktioniert unser Stoffwechsel nicht optimal. Das macht uns dann sehr müde und es bleibt uns als Möglichkeit, das Defizit an Erholung aufzuholen, nur noch der Schlaf. Doch Vorsicht: Ist die Erschöpfung zu groß, hilft auch oft der Schlaf nicht mehr. Wir schlafen am besten, wenn wir noch mit genug Energie ins Bett gehen. Das ist sonst so ähnlich wie bei einer vollkommen leeren Batterie, die kannst Du auch nicht mehr aufladen. Sorge also dafür, dass Deine Erschöpfung niemals so weit geht, dass Du Dich nicht mehr ausruhen kannst. Die Ruhelosigkeit, die viele Menschen erleben, entsteht dadurch, dass sie vollkommen erschöpft sind. Ein bei Dir Ankommen und ein klares Entscheiden, wie viel Energie Du bei Dir hältst und wie viel Du für andere herausgibst, ist hier entscheidend.

Unser erster Brustwirbel steht mit unserer Atmung, Speise- und Luftröhre, unseren Bronchien, unserer Lunge, Kurzatmigkeit und Asthma in Verbindung. Haben wir hier dauerhaft Blockaden, beeinträchtigt dies unsere Lunge, aber auch unsere Arme sowie die Beweglichkeit und das Gespür in unseren Fingern – und somit unsere Autonomie.

Auch der Perfektionismus, eine bei uns Deutschen sehr ausgeprägte Erscheinung, hat mit dem ersten Brustwirbel zu tun. Perfektionismus entsteht aus dem Gefühl heraus, nicht gut genug zu sein und ist sehr energiezehrend für Dein System. Perfektionismus ist eine Idee im Geiste des Einzelnen, denn jeder Mensch hat ein subjektives Empfinden dafür, wann etwas perfekt ist – und somit gibt es keine objektive Perfektion. Was Du als unzureichend empfindest, kann Dein Gegenüber als hervorragend betrachten. In Deinem Bestreben, alles noch besser zu machen, überforderst Du andere möglicherweise. Mir ging es in der Vergangenheit wiederholt so, dass ich in meinem Wunsch, die Lerninhalte immer noch besser und umfänglicher aufzubereiten, die meisten meiner Teilnehmer sehr an ihre Kapazitätsgrenzen gebracht habe. In meinem Wunsch, den perfekten Input zu liefern, habe ich ihnen absolut zu viel zugemutet.

Das Streben nach Perfektionismus bringt Dich in zu viel Zwang hinein und dieser Zwang macht eng. Er macht die Brust eng und nimmt Dir die Luft. Die Überzeugung, nicht gut genug zu sein, wird meist in unserer Kindheit geformt und oft versuchen wir unbewusst noch Jahrzehnte später, die Erwartungen der Person, die uns das Gefühl der Unzulänglichkeit gegeben hat, zu erfüllen. Diese Konditionierungen und Programme verzerren unser Selbstbild, es sind ›ver-rückte‹ Vorstellungen.

Niemand ist wichtiger oder weniger wichtig als Du. Niemand kann Deinen Platz ausfüllen. Du bist die einzige Person, die Deinen Raum einnehmen kann, den Raum, der Dir in diesem Universum zugedacht ist. Wenn Du Dich aus dem Wunsch, es anderen recht zu machen, verbiegst, merkst Du recht schnell, dass das nicht geht, da Du Dich dann aus Deiner eigenen Kraft herausbewegt hast.

- Wie kannst Du Dein Leben, Deinen Beruf, Deine Kreativität so leben, dass Du in der Balance bist?
- Bist Du es Dir wert, gut genug zu sein?
- Hast Du es verdient, genug zu sein?

Der zweite Brustwirbel

Selbstliebe, Freudlosigkeit, Hartherzigkeit, Verschlossenheit

Über das Thema Selbstliebe steht der zweite Brustwirbel in einer direkten Verbindung mit unserem Herzchakra. Verschließen wir uns gegenüber uns selbst oder anderen, gerät der zweite Brustwirbel aus dem Gleichgewicht und es können Herzbeschwerden, Herzrhythmusstörungen, Ängste sowie Schmerzen im Brustbein entstehen, die sich bis ins Sternum (Brustbein) und in die Rippen hineinziehen. Sehr oft sind es

Frauen, die mit dem zweiten Brustwirbel starke Probleme haben.

Wenn die Rippen sich verspannen, können stärkste Schmerzen entstehen, da der Nerv, der innen in der Rippe bis zum Sternum verläuft, stark reagiert. Oft ist dies verbunden mit den Emotionen der Hartherzigkeit und Freudlosigkeit und dem Bestreben, nichts mit dem Kollektiv zu tun haben zu wollen.

Stelle dir folgende Fragen:

- Wie sehr nimmst Du Rücksicht auf Dich, bist achtsam mit Dir?
- Wie sehr liebst Du Dich?
- Wie sehr kümmerst Du Dich um Dich?
- Nimmst Du Dir Auszeiten, sorgst Du für Pausen im Alltag?
- Funktionierst Du nur, weil es jemand von Dir erwartet?
- Wie viel Zeit nimmst Du Dir zum bewussten Atmen?
- Wie oft hältst Du inne, sagst »Ja, ich bin« und spürst Dich?
- Wie viel Hilfe nimmst Du an und wie sehr lässt Du Dich von Deinen Freunden und Deiner Familie unterstützen?
- Bist Du in einem Kollektiv groß geworden, das Selbstliebe praktiziert hat – in der Familie, im Volk, in der Dorf-, Kirchen- oder Religionsgemeinschaft? Wie viel Achtsamkeit wurde dort gegenüber dem Individuum gelebt?
- Was brauchst Du hier und jetzt, um glücklich zu sein?

Der erste Schritt zur Selbstliebe ist, Dir gewahr zu werden, wann Du was tust. Halte inmitten all Deiner Alltagsaktivitäten immer wieder inne und frage Dich: Fühlt sich das hier noch gut an? Wenn ja, dann mach weiter. Falls nein: Was brauchst Du, damit es Dir gut geht? Das kann beispielsweise eine kleine Pause sein, ein Ortswechsel, ein Schluck Kaffee (wirkt bei mir fast immer) oder eine liebevolle Berührung durch einen geliebten Menschen. Zur Steigerung des Wohlbefindens braucht es oft nur kleine Anpassungen. Sei diesbezüglich auch achtsam beim Lesen dieses Buches. Würde Dir vielleicht ein Ortswechsel guttun? Es kann sein, dass Du Dich an einer anderen Stelle im Raum oder in Deinem Zuhause (oder wo immer Du Dich gerade aufhältst) besser auf die Inhalte einstimmen und einlassen kannst – möglicherweise, weil du vorher auf einem Störfeld gesessen hast.

Überlege Dir auch:

- Was kannst Du tun, um Dein Herz zu öffnen, um mehr Liebe zu erfahren?
- Welche Erfahrungen hast Du gemacht, die Dich dazu veranlasst haben, Dir selbst gegenüber Dein Herz zu verschließen?
- Wie stark bist Du in der Selbstkritik?

Es ist essenziell, dass wir uns selbst wichtig nehmen. Das hat nichts mit Egoismus oder Narzissmus zu tun. Um für andere da sein zu können, musst Du selbst in einer guten Energie sein, Du musst für Dich selbst sorgen. Durch Selbstakzeptanz und Selbstliebe bewirkst Du außerdem eine Öffnung in Dir, eine Öffnung für Neues und Großartiges in Deinem Leben.

Du existierst ja bereits seit Anbeginn der Zeit und lebst mal in dem einen, mal in dem anderen Körper. Du nimmst an diesem Spiel der Inkarnationen, diesem Spiel des Lebens, mit all Deinem kreativen Potenzial teil, damit Du Dich immer wieder mit Deiner Großartigkeit einbringen kannst. Wie kannst Du Dich da nicht lieben, einfach dafür, dass Du da bist?

Wenn Du meine Meinung teilst, dass die Schöpfung gut ist, wie kannst Du dann denken, dass dies nicht für Dich selbst gilt? Selbstkritik ist das Schädlichste, was Du Dir selbst antun kannst. Wenn Du etwas falsch gemacht hast, dann schau es Dir an, lerne daraus und weiter geht's. Sich noch zehn, fünfzig oder mehr Jahre danach dafür schuldig zu fühlen, fügt Dir großen Schaden zu und lässt Dich auch nicht weitergehen. Du verharrst dann in einer alten Zeit.

Schauen wir uns das Ganze einmal auf energetischer Ebene an. Wir brauchen Licht, damit unser Zellstoffwechsel funktioniert. Dieses Licht, auch Biophotonen genannt, sorgt dafür, dass in den Mitochondrien, unseren Zell-Energiekraftwerken, Sauerstoff oder Zucker in ATP (Adenosintriphosphat) umgewandelt wird. Biophotonen haben eine bestimmte Wellenlänge, die dafür sorgt, dass in jeder Zelle Deines Körpers (ca. 80 Billionen) über hunderttausend Stoffwechselfunktionen pro Lebenssekunde ablaufen.

Deine Chakren brauchen, um bestmöglich arbeiten zu können, Deine Präsenz, Dein Hier-Sein und Dein Hier-Sein-Wollen. Bist Du im Jetzt, erfährst Du das meiste Licht in Deinen Zellen. Bist Du selbstkritisch, transportieren Deine Chakren weniger Licht in Deinen Körper, da Du dann mit Deinem Bewusstsein nicht mehr im Hier und Jetzt bist. Selbstkritik findet dort statt, wo das Problem entstand oder ein Fehler passiert ist. Das ist nicht jetzt und somit ist Dein Bewusstsein nicht im gegenwärtigen Moment. In dem Augenblick, in dem Deine Zellen nicht mehr genügend Licht für ihren Stoffwechsel haben, schalten sie von Sauerstoff auf Zuckergärung um. Wenn dies beispielsweise beim Sport natürlicherweise einmal kurzzeitig passiert und Du am darauffolgenden Tag Muskelkater hast, ist das kein großes Ding. Das ist ein normaler Vorgang, den die Zelle in sich trägt. Wird die Zuckergärung jedoch zum generellen Stoffwechselmodus Deiner Zellen, ist das fatal, da manche Zellen im Laufe der Zeit ihren Schaltmechanismus aufgeben und dann nicht mehr auf Sauerstoff umschalten können. Eine solche Zelle, die nicht mehr umschalten kann und sich im konstanten Zustand der Zuckergärung befindet, kann sich nur in dieser Funktion teilen und die neu entstandenen Zellen sind dann ebenfalls ausschließlich im Zuckergärungsmodus. So entstehen zum Teil Tumorzellen. Achte also darauf, immer wieder präsent zu sein.

Über Deine Atmung kannst Du Dich zum Beispiel immer wieder ganz tief mit Dir im Hier und Jetzt verbinden. Hier eine kleine Übung, die diese Verbindung noch schöner macht.

Übung: Der Liebesatem

Widme einmal Deine komplette Aufmerksamkeit Deinem Atem. Du kannst den Liebesatem mit offenen oder geschlossenen Augen machen.

Atme zehnmal tief durch die Nase Liebe in Deinen Körper hinein und lass die Luft – verbunden mit der Liebe –über Deinen Kehlkopf, Dein Herz und Deinen Solarplexus in Dein Sexual-Zentrum unterhalb Deines Bauchnabels fließen. Stell dir dabei die Liebe als flüssiges, weißes Licht vor. Diese reine, göttliche Liebe ist voller Akzeptanz, Kraft und Wertfreiheit.

Geh ohne Atempause zum Ausatmen über. Beim Ausatmen lässt Du das Ganze langsam in umgekehrter Reihenfolge geschehen und gibst die Liebe wieder nach außen ab. Stell Dir dabei vor, wie Du die reine, bedingungslose, vollkommene Liebe über Dein Herz wieder mit der Welt teilst.

Beende die Übung mit einem Lächeln und spüre in Dein Herz hinein.

Der dritte Brustwirbel

Sich zurücknehmen, keine eigene Meinung haben

Der zweite und dritte Brustwirbel stehen in Wechselbeziehung zueinander. Der dritte Brustwirbel hat insbesondere mit den Themen Raum einnehmen und dem Besitzen einer bzw. keiner eigenen Meinung zu tun.

Stelle dir einmal folgende Fragen:

- Nimmst Du Dir den Raum zum Atmen, den Du brauchst?
- Fällt es Dir schwer, eine eigene Meinung zu haben?
- Nimmst Du Dir nichts für Dich selbst, obwohl es Dir genauso wie allen anderen Menschen zusteht?

Das mit dem dritten Brustwirbel verbundene Organ ist die Lunge. Ist der dritte Brustwirbel aus dem Gleichgewicht geraten, können sich Beschwerden wie Bronchitis, Asthma, Bronchialasthma, Lungenentzündung und Husten einstellen. Zur Lunge gehört die Emotion Trauer – in diesem Fall die Trauer darüber, sich nicht zu nehmen, was einem zusteht. Die Wirbel auf Höhe des Herz- und Solarplexuschakras – und dazu gehört der dritte Brustwirbel – machen zu, wenn Du das Leben nicht lebst, das Du Dir eigentlich von innen heraus zutiefst wünschst.

Ein Mensch, dessen dritter Brustwirbel aus der Balance geraten ist, atmet oft flach und hat eine sehr geringe Meinung von sich selbst. Dabei sind alle Menschen gleichwertig, gleich wertig. Erinnere Dich: Nur Du kannst den Platz einnehmen, für den Du hier bist. Wenn Du Deine Rolle nicht einnimmst, fehlt etwas. Bist Du Dir selbst gegenüber sehr geringschätzig eingestellt, kann sich Dein dritter Brustwirbel verschieben und auch hier fangen die zugehörigen Rippen dann an zu spannen. Das wird besonders vorne im Brustbeinbereich stark spürbar. Wenn Du in die Rippenansätze am Brustbein hineinmassierst, triffst Du möglicherweise auf schmerzhafte Muskelknötchen und hast das Gefühl, Dein ganzes Herz schmerzt. Sind diese Verspannungsschmerzen sehr stark, können sie sich wie das Stechen eines Dolches anfühlen, der Dir in die Brust gestoßen wird.

Der vierte Brustwirbel

Selbstkritik, Verbitterung, Wut

Die Themen des vierten Brustwirbels sind nicht ausgedrückte Selbstkritik und innere Wut sich selbst und dem Außen gegenüber. Ärgerst Du Dich möglicherweise immer wieder über Dich selbst, weil Du Dinge, die Dich wütend machen, in Dich hineinfrisst und kein Wort über Deine Lippen kommt?

Aus unterdrückter Wut können durch die damit einhergehende starke Übersäuerung Gallen-, Leber- und Nierensteine entstehen, aber auch anderweitige Gallenprobleme, Gürtelrose, seitliche Kopfschmerzen und Trigeminuskopfschmerzen, da der Gallenblasenmeridian seitlich am Kopf verläuft. All diese Beschwerden sind Zeichen für zurückgehaltenen Ärger bis hin zu Hass und Selbsthass.

Innere Wut zerstört Dich. Sie sorgt dafür, dass Dein Körper in einem konstant sauren pH-Bereich ist. Darunter leiden die Organe und Bakterien und Viren freuen sich über das für sie perfekte Milieu. Oftmals ernähren wir uns dazu noch stark säurebildend. Menschen, die viel unterdrückten Ärger empfinden, fühlen sich oft zu gewaltvollen Filmen hingezogen, da sie hier ein Ventil finden, das die eigene innere Wut befriedigt. Nur, kurzfristige Erleichterung hält leider nicht lange an und die entstehende Übersäuerung belastet die Organe schwer. Gleichzeitig ist oft ein Suchtthema aktiv, das eine Selbstzerstörung in Verbindung mit der Selbstkritik und dem Selbsthass unterstützt: Nikotin, Koffein, Zucker, Alkohol usw.

Wenn Du wütend bist, finde Wege, Deine Emotion zum Ausdruck zu bringen, ohne zu projizieren, d. h. ohne jemand anderen oder Dich selbst zu beschuldigen oder verantwortlich zu machen. So kann sich z. B. Dein Gegenüber in Dich hineinversetzen und fühlt sich nicht kritisiert oder konfrontiert. Beschreibe die Situation, wie Du Dich fühlst, was Dich bewegt, ohne den anderen mit hineinzuziehen und Du wirst merken, dass sich etwas energetisch bei Dir öffnet. Deine Lunge und Dein Brustraum machen auf, Dein vierter Brustwirbel entspannt sich und die Verbitterung, die vorher da war, löst sich. Du beginnst wieder zu leben und zu atmen und Dich selbst mehr zu verstehen und zu lieben. Mehr zum Thema gewaltfreie Kommunikation findest Du in Kapitel 4.

Du kannst Deine Wut wunderbar transformieren, indem Du sie über das Kronenchakra in Dein Energiefeld entlädst, wo sie neutralisiert wird. Du schießt sie also nicht unkontrolliert hinaus und projizierst sie auch nicht auf jemand anderen. Du belässt sie in Deinem Energiefeld, sodass sie Dir als reine, neutrale Energie wieder zur Verfügung steht. Hierzu findest Du weitere Informationen in Kapitel 7. Wut ist Aggressionsenergie und diese Energie ist dieselbe wie Deine Kreativ- und Sexualenergie.

Weil der vierte Brustwirbel auch mit der Lymphe zu tun hat, kannst Du ihn unterstützen, indem Du Dein Lymphsystem aktivierst. Etwa zehn Zentimeter unterhalb der Schlüsselbeine gibt es jeweils links und rechts eine weiche Stelle, die sehr empfindlich ist. Hier befinden sich zwei Haupt-Lymphknoten. Wenn Du sie im Uhrzeigersinn sanft massierst, regst Du im kompletten Oberkörper den Lymphfluss an und bringst damit Bewegung in Dein Lymphsystem. Auf diese Weise kommen stagnierende Emotionen auch wieder in Fluss.

Es hilft niemandem, wenn Du hartherzig Dir selbst gegenüber bist. Selbstkritik gehört zum Härtesten, was Du Dir selbst antun kannst. Meines Erachtens und meiner Beobachtung nach kann das bei Frauen zu Brustkrebs führen. Frauen haben in ihren Brustwarzen Chakren, die die Bruststruktur mit Licht durchfluten und die die Energie aufnehmen, die dann wiederum an ein Kind abgegeben werden kann. In dem Augenblick, in dem Hartherzigkeit und Selbstkritik Überhand nehmen, schließen sich diese Chakren und hören auf zu arbeiten. Pass also auf mit dem Thema Selbstkritik und sei achtsam mit Dir selbst! In Ländern, in denen die Selbstkritik und die Notwendigkeit, mit kleinen Kinder zusätzlich arbeiten gehen zu müssen (Selbstvorwurf bedingt Hormonveränderungen) im Kollektiv am höchsten ist, ist die Brustkrebsrate am höchsten.

Bei Männern ist das Äquivalent die Angina Pectoris. Es ist ein Entfernen von sich selbst, das so weit gehen kann, dass die Herzkranzgefäße leiden.

Schenke Dein Leben nicht her! Du bist hier, um die Welt zu bereichern, im Tun, im Nichts-Tun und im Nicht-Tun! Und wenn Du dabei mal stolperst: Aufstehen, Krone richten und weiter geht's! Das größte Heilungspotenzial liegt im Erkennen, dass wir es wert sind, uns selbst zu lieben und auf uns selbst zuzugehen.

Der fünfte Brustwirbel

Sorge um andere, Selbstmitleid, Melancholie

Der fünfte Brustwirbel steht in Zusammenhang mit dem sich Kümmern um andere, mit Problemen des inneren Kindes und der Vernachlässigung der eigenen Interessen.

Reflektiere einmal für Dich:

- Sorgst Du Dich zu viel um andere und nimmst die Aufmerksamkeit von Dir weg?
- Hast Du noch Raum für Dich selbst?
- Kannst Du Dich noch um Dich selbst kümmern oder leidest Du, weil Du keinen Bezug mehr zu Dir hast?
- Trauerst Du um Dein eigenes Ich, bemitleidest Dich selbst, bist melancholisch?

Menschen, die in dieser Thematik feststecken, haben oft einen niedrigen Blutdruck, sind oftmals blutarm, haben Kreislaufprobleme, sind antriebslos, sehr müde und weit von sich weg und haben oft keine Vorstellung davon, wo sie hinwollen. In Verbindung mit einem unausgeglichenen fünften Brustwirbel können Arthritis oder auch eine Gürtelrose auftreten, da das Immunsystem unterdrückt ist, wenn wir nicht zu uns selbst stehen.

Überleg mal: Da bist Du und, ganz ehrlich, Du bist die Seele, die Dein Leben wahrnimmt. Niemand tut das für Dich. Und wenn das so ist, unterliegt ja auch Deinem Urteilsvermögen, wie Dein Leben abläuft. Das wiederum basiert auf Deinen Emotionen, Konditionierungen, Programmierungen und den daraus resultierenden Glaubenssätzen. Machen diese Dich klein, wirst Du Dich automatisch zurücknehmen und Deine eigenen Bedürfnisse bleiben auf der Strecke. Doof dabei ist ja nur, dass Du das dann auch noch negativ interpretierst, was Du Dir selbst antust.

Wenn Du beginnst, auf Dich und Deine Bedürfnisse zu hören und Deine innersten Wünsche achtsam zu erfüllen, erfüllst Du Dich selbst – im wahrsten Sinne des Wortes. Wenn Du natürlich nur auf die Bedürfnisse anderer oder der Gesellschaft (Konformismus – mein Auto, mein Haus, mein Kindergarten ...) eingehst und diese erfüllst, hast Du die Aufgabe übernommen, dem anderen gerecht zu werden und dessen Vorstellungen zu erfüllen. Und damit hast Du dann das Prinzip der Gleichwertigkeit ausgehebelt, da Du den anderen über Dich selbst stellst. So kann natürlich auch Dein Immunsystem nicht richtig funktionieren, denn Du stärkst ja das eines anderen. Auf sich selbst zu achten und sich selbst liebevoll zu behandeln, ist kein Egoismus, sondern eine ganz natürliche Wertschätzung Deiner Göttlichkeit. Selbst voll und gut durch Dich genährt, kannst Du dann die Dich überfließende Energie gut mit anderen teilen und verschenken.

Der sechste Brustwirbel

Alles herunterschlucken, Süchte, Ablenkungen

Magenthemen, Verdauungsstörungen, Sodbrennen, Diabetes, Probleme mit der Bauchspeicheldrüse – dies alles sind Themen des sechsten Brustwirbels (und auch des siebten). Wenn wir viel in uns hineinfressen und runterschlucken, hilft es oft kurzfristig, sich in Ablenkung zu verlieren und sich mit Nahrung zu verwöhnen. Doch erst, wenn wir echte Zufriedenheit und Selbstliebe empfinden, können wir jedoch wirklich genießen.

Dein Selbstwert entsteht aus Dir heraus, niemals aus jemand anderem. Der sechste Brustwirbel steht in Zusammenhang damit, dass wir Dinge runterschlucken, nichts rauslassen, uns aber gleichzeitig dagegen aufbäumen. Das führt oft zu einem gesteigerten Suchtpotenzial, weil wir dann dazu neigen, zu viel zu essen oder trinken, um uns von unserem Schmerz abzulenken – damit einhergehend entsteht oft Übergewicht.

Wie aber kommen wir aus diesem Selbstsabotageverhalten heraus? Heute wissen wir, dass ein stabiles soziales Netz sehr unterstützend wirkt und Menschen, die sich getragen und gut aufgehoben wissen, Suchtverhalten vergleichsweise leicht ablegen können. Solltest Du mit Süchten kämpfen, lenke Deine Aufmerksamkeit darauf, Dir einen liebevollen Bekannten- und Freundeskreis aufzubauen, der Dir guttut. Dazu gehört allerdings auch Deine Bereitschaft, Dich zu öffnen und großzügig zu sein, Dir selbst und anderen gegenüber. Siehe hierzu auch Kapitel 4.

An dieser Stelle sei noch einmal erwähnt, weil es eben so wichtig ist: Du hast genauso viel Wert wie jeder andere Mensch. Kein Mensch ist wichtiger oder weniger wichtig als Du. Jeder spielt seine Rolle, Du auch. Jeder hat seinen Platz, Du auch. Mit diesem Selbstverständnis nimmst Du automatisch Deinen Platz ein und damit ist es nicht mehr so wichtig, was andere zu Dir oder über Dich sagen, da Du stabil in Dir selbst bist.

Übung für mehr Stabilität im Alltag: Die Tore der Winde schliessen

Wir werden heutzutage mit vielen Informationen und Problemen bombardiert, die uns eigentlich nicht betreffen, die wir aber persönlich nehmen. Unser Gehirn ist so angelegt, dass es Probleme für uns lösen und in Ordnung bringen möchte. Wenn wir dann Informationen von außen über andere Personen, Fernsehen, Radio, Internet und dergleichen aufnehmen, die wir nicht verändern können, die uns aber bedrücken, dann versucht unser Gehirn, Lösungen dafür zu finden, auch, wenn ihm das nicht möglich ist. Das Gehirn benötigt bereits im ›Ruhemodus‹ 25 Prozent unserer Energie. Im ›Dauer-Problemlösemodus‹ braucht es bis zu 80 Prozent, die uns dann nicht mehr für das zur Verfügung stehen, wofür wir sie eigentlich benötigen (Organfunktion, Nervensystem usw.).

Die Tore der Winde schließen ist eine alte tibetische Technik, mit der wir dafür sorgen, dass das, was von außen in uns eindringen könnte, draußen bleibt. Du kannst diese Übung im Stehen oder Sitzen machen. Hier noch zwei kleine, vorbereitende Aufgaben:

- Spüre einmal in den Raum hinein, in dem du dich gerade befindest. Bist du froh und leicht in diesem Raum? Fühlst Du Dich wie ein Statist in ihn hineingesetzt oder kannst Du Dich als das Zentrum des Raumes empfinden, durch das er überhaupt erst in Dir und durch Dich wahrnehmbar existieren kann? Deine Antwort zeigt Dir, ob Du Dich bereits als die erschaffende Instanz verstehst, durch die Dein ganz eigenes Erleben entsteht, und Du mit dieser Betrachtungsweise gleichzeitig die Verantwortung für Deine jetzige Inkarnation übernimmst.

- Reflektiere: Welche Einflüsse wirken von außen auf Dich ein? Wie stark möchtest Du Dich von ihnen abschotten? Es liegt an Dir, ob Du die Tore der Winde komplett schließt oder ob Du den Einfluss von außen lediglich teilweise eindämmst.

Wenn wir von den Toren der Winde sprechen, sind mit ›Wind‹ Einflüsse von außen wie Gedanken, Stress und Fremdenergien gemeint. Das Wort ›Tore‹ steht für die fünf Stellen am Körper (beide Armbeugen, beide Kniekehlen und siebter Halswirbel), durch die sich diese belastenden Energien gerne Zugang zu unserem System verschaffen, um dann auf der körperlichen Eben zu wirken. Um mehr Ruhe und innere Gelassenheit zu erfahren, können wir diese Tore mit dem Element Feuer schließen.

Das Element Feuer baust Du auf, indem Du beginnst, Deine Hände sehr schnell aneinander zu reiben: Deine Handflächen, Handrücken und auch die Zwischenräume zwischen Deinen Fingern. Wenn dann Deine Hände so richtig heiß sind, klopfst Du Deine Armbeugen und Kniekehlen 21 Mal und legst abschließend Deine Hände abwechselnd auf Deinen siebten Halswirbel. Sei dabei nicht zu grob mit Dir, aber auch nicht zu zaghaft – es darf gerne etwas klatschen und die Haut darf sich ein wenig röten. Bleib dabei achtsam im Hier und Jetzt und erlebe den Prozess ganz bewusst. Falls es Dir schwerfällt, einige der angesprochenen Körperstellen mit Deiner Hand zu erreichen, dann visualisiere den entsprechenden Teil der Übung und führe ihn lediglich in deiner Vorstellung durch.

In folgender Reihenfolge widmest Du Deine Aufmerksamkeit den Toren der Winde:

1. Hände warmreiben, dann die linke Armbeuge 21 Mal klopfen.
2. Hände warmreiben, dann die rechte Armbeuge 21 Mal klopfen.
3. Hände warmreiben, dann beide Kniekehlen gleichzeitig 21 Mal klopfen.
4. Hände warmreiben, dann die rechte Hand so lange auf den Prominent (siebter Halswirbel) legen, bis Du das Gefühl hast, es ist gut.
5. Hände warmreiben, dann die linke Hand so lange auf den Prominent legen, bist Du das Gefühl hast, es ist gut.

Spüre nach der Übung in Dich hinein: Wie fühlst Du Dich nun im Raum? Hat sich Dein Verhältnis zum Raum verändert? Empfindest Du Dich nach wie vor als in ihn hineingesetzt oder bildet sich der Raum um Dich? Fühlst Du Dich präsenter, stabiler in Dir selbst? Das Schließen der Tore der Winde eignet sich sehr gut dazu, mehr Resilienz in Deinem Alltag aufzubauen.

Nachher-Check

Um für Dich feststellen zu können, welche Veränderungen sich durch Deine Auseinandersetzung mit diesem Kapitel ergeben haben, mach zum Abschluss noch einmal den Beweglichkeits- und Krafttest vom Kapitelanfang. Welche Unterschiede stellst Du fest?

Kapitel 3

Die Schultern und die Arme

In der Verantwortung liegt die Freiheit

Wenn es um das Thema Verantwortung geht, dann geht es in erster Linie darum, die Verantwortung für unseren jeweiligen Zustand und dessen Emotionen zu übernehmen. Hierzu eine kleine Geschichte aus meiner Zeit in den USA:

Schon kurz nach meiner Ankunft wurden mir viele Verhaltenstipps gegeben, wie ich mich doch in den USA besser positionieren kann und als Mensch besser angenommen werden könnte. Einer dieser Tipps betraf meine Forschheit im Ausdruck meines jeweiligen emotionalen Zustandes. Jeder, der mich kennt, weiß, dass ich einen emotionalen Zustand sehr klar darstelle. Bin ich in der Freude, drücke ich das aus. Genauso wie Verärgerung oder einen gelegentlichen Rückzug. Auch Entrüstung, Unverständnis sowie Begeisterung und Leidenschaft, Mitgefühl und tiefste Anteilnahme werden von mir authentisch gelebt und dargestellt. Und eines ist klar: Bin ich mit etwas nicht einverstanden oder spüre eine bessere Lösung, bringe ich das zum Ausdruck.

Und so wurde mir bereits ganz früh mitgeteilt, dass ich mich doch gefälligst nett und angepasst zu verhalten hätte, sonst käme ich in diesem Land nicht weit. Obwohl ich ja nur das ausdrücke, was mich gerade bewegt und was mir wichtig ist.

Acht Monate im Jahr war ich in meinem kleinen Minivan unterwegs, von Kirche zu Kirche, spiritueller Glaubensgemeinschaft zu alternativer Klinik usw. Natürlich haben mich immer wieder Vorkommnisse und Erlebnisse sehr bewegt und ich habe, mir treu bleibend, darüber gesprochen und dabei in der Erzählung des Moments meine Emotionen frei dargestellt. Ohne zu projizieren. Ich habe einfach erzählt, was mich gerade ausmacht, mich im tiefsten Inneren bewegt, in meiner Freude wie in meiner Trauer, meinem Schmerz, meiner Wut.

Interessanterweise hat man mich anschließend oft darauf angesprochen und mir gesagt: »Hey, danke, dass Du so bist, wie Du bist und Deine Emotionen und was Dich bewegt, klar darstellst.« Dies hat mir gezeigt, auch ich darf ich selbst sein und es stimmt nicht, dass man sich verbiegen muss, um anerkannt und akzeptiert zu werden. Ich erfuhr also das vollkommene Gegenteil des oben Prophezeiten. Es war so, dass ich durch meine Authentizität das Feld für mehr Möglichkeiten geöffnet habe, indem ich ausgedrückt habe: »Schaut mich an, das bin ich. Ich stehe nackt vor euch in dieser Emotion. Und ich übernehme die vollkommene Verantwortung für meinen Zustand und unterdrücke ihn nicht.«

Gleichzeitig entlastete ich mich von den Eindrücken, die mich beschäftigten, und sorgte so dafür, dass ich freier lebte.

Die Schultern

Autonomie, die Bürden anderer tragen

Unsere Schultern, Arme und Hände stehen für unsere Autonomie im Leben. Mit ihnen tragen und steuern wir unser Leben. Beschränken wir uns in unserem natürlichen Ausdruck – so, wie mir in der obigen Geschichte suggeriert wurde, mich zurückzuhalten –, können Probleme wie das Karpaltunnelsyndrom, ein Schnappfinger oder auch gerissene Sehnen in den

Schultern und Armen entstehen. Die Auswirkungen ungelebter Autonomie und Authentizität gehen tief ins Herz hinein.

Spüre einmal in Deine Schultern hinein, bewege sie in alle Richtungen. Strecke Deinen rechten Arm am Körper entlang nach links und drücke ihn mit dem linken Arm gegen die Brust und umgekehrt. Lass dabei die Schultern unten und drehe Deinen Kopf soweit es geht in Richtung der Schulter, die Du gerade dehnst. Lege dann Deine Hände nacheinander auf den oberen Rücken zwischen die Schulterblätter, soweit Du kannst. Wie fühlen sich diese Dehnungen an? Überprüfe diese Übungen und Dehnungen auch noch einmal, nachdem Du dieses Kapitel beendet hast und auch mal zwischendurch, um zu spüren was sich bei Dir verändert.

Unsere Schultern tragen die Bürden der Menschen um uns herum und ziehen sich hoch, wenn es uns emotional zu viel wird – als würden wir den Kopf einziehen. Empfinden wir Anforderungen als zu hoch und haben das Gefühl von zu viel Verantwortung, dann kann uns das verunsichern. Dabei ist Deine Wahrnehmung von der Welt immer nur Deine ganz individuelle Interpretation dessen, was gerade passiert. Oft ist das, was auf Deinen Schultern lastet, damit nicht einmal Deins, sondern eben die Last anderer, die Du Dir unbewusst aufgeladen hast.

Wenn in unserer Familie sehr viel Belastung ist, tragen wir damit die Welt der Familie mit. Im Beruf tragen wir die Welt des Arbeitsplatzes. So wechseln wir Welten und wir tragen jedes Mal eine bestimmte Last aus dem jeweiligen Bereich. Je nach den Umständen kann dies sehr leicht, aber auch sehr anstrengend sein. Es wird nie sein, dass wir mit nichts in Verbindung stehen, weil wir sind, und wir nehmen wahr, wir interpretieren und wir dokumentieren auch, sodass wir in die Vergangenheit zurückgehen können und noch mal entsprechende Informationen hochholen können, wenn wir sie brauchen, daran denken, uns erinnern. Grundsätzlich ist jedoch wichtig, dass wir frei von der Belastung sind. Dafür müssen wir die Verantwortung übernehmen. Menschen, die Schulterthemen haben, haben Angst vor Verantwortung.

Hierzu ein kleiner Tipp: Wenn Du merkst, dass Nacken und Schultern spannen, dann gewöhne Dir an, auf Deinen Spaziergang eine halb bis komplett gefüllte Halbliter-Plastikflasche Wasser mitzunehmen. Halte die Flasche mit dem Verschluss nach unten in der Hand, sodass sie sich nach oben an Deinem herunterhängenden Unterarm anlehnt. Lass sie beim Gehen mit der Pendelbewegung Deiner Arme mitschwingen.

Dieses Gewicht von etwa 200 Gramm bis zu einem halben Kilo sorgt dafür, dass sich die gesamte Muskelstrecke, angefangen beim Nacken, den ganzen Arm hinunter entspannt. Wechsle etwa alle fünf Minuten die Seite.

Beim Rechtshänder bedeuten Schwierigkeiten mit der rechten Schulter Probleme mit dem Außen. Die linke Schulter steht für Probleme mit dem Innen, insbesondere dem Zurückscheuen davor, Verantwortung für sich selbst zu übernehmen. Beim Linkshänder ist es genau andersherum. Das ist so, weil die jeweils dominante Hand nach außen wirkt und die nicht dominante Hand nach innen.

Es ist wichtig, dass du weißt, ob du Links- oder Rechtshänder bist – oder möglicherweise ein verkappter, unerkannter, umgeschulter Linkshänder. Ein umgeschulter Linkshänder ist eine Person, die gezwungen wurde, die rechte Hand in eine falsche Dominanz zu bringen (rechts Schreiben usw.). Ein verkappter Linkshänder hat sich selbst durch Beobachten anderer, wie Eltern, Familienmitglieder oder Sport-Trainer, zur dominanten Nutzung der rechten Hand erzogen. Im Anhang findest Du dazu ein Video zur Bestimmung Deiner Händigkeit. Den Link hierzu findest Du im Anhang.

Wenn Du also als umgeschulter oder verkappter Linkshänder durchs Leben gehst, ist es schwierig, in Dein volles Potenzial hineinzukommen. Es ist daher sehr gut, über Deine Händigkeit Bescheid zu wissen. Solltest Du zu dieser Gruppe der umgeschulten oder verkappten Linkshänder gehören, beginne damit, dass Du Deine linke Seite wieder mehr aktivierst. Du wirst merken, wie Deine Wirbelsäule sich dadurch besser ausgleicht und Du plötzlich in einen tieferen Zustand der Zufriedenheit und Selbstliebe kommst.

Aufrechte Haltung oder Opferhaltung

Wie ist Deine Haltung? Wie einfach ist es für Dich, entspannt aufrecht zu stehen? Ziehst Du Dich ein, verkrümmst Deinen Rücken, verschiebst Deine Wirbelsäule?

Wenn Deine Schultern nach vorne hängen, Du Dich einziehst, ist es schwierig zu lächeln. Das ist eine typische Haltung des in sich zurückgezogenen, introvertierten Menschentyps, der oft Angst hat und gerne in der Opferrolle festhängt. Wenn Du Deine Schultern zurücknimmst, ist ein Lächeln ganz leicht, Deine Atmung macht auf und Du stehst ausgeglichen auf Deinen Beinen.

Wenn wir uns afrikanische Naturvölker anschauen, sehen wir oft, im Gegensatz zu uns, eine sehr aufrechte, stolze Haltung in den Menschen. Sie können sich selbst gut tragen, die aufgerichtete Wirbelsäule federt gut ab, selbst wenn sie Lasten auf dem Kopf tragen. Der natürliche Stolz des Einzelnen ist in seinem Sein noch vorhanden.

Verantwortung übernehmen ist die Thematik unserer Schultern. Verantwortung übernehmen bedeutet Freiheit. In dem Augenblick, in dem Du die vollkommene Verantwortung für Dein Leben übernimmst, fühlst Du auch die Freiheit, es entsprechend zu gestalten. Verantwortung erlaubt Dir dadurch Authentizität und öffnet damit auch Deinen Atem.

Es gibt keine andere Möglichkeit, den Zustand von absoluter Freiheit zu erreichen, als Dir bewusst zu werden: Ich selbst habe entschieden, in diese Inkarnation hineinzugehen, und jetzt mache ich das Beste daraus – auch, wenn es am Anfang vielleicht aufgrund von karmischen Mustern nicht so leicht lief, weil ich mir ein bestimmtes Elternpaar und andere krasse Begegnungen ausgesucht habe.

Die Frage ist: Stehst Du auf und bewegst Dich aus diesen Mustern heraus, machst Du Dich frei, machst Du Dich auf den Weg zu Dir?

Die Schilddrüse

Authentizität, Selbstausdruck, Erheischen von Lob

Wir werfen an dieser Stelle einen Blick auf die Schilddrüse, da sie in enger Verbindung zum Hals-Nacken-Bereich, aber auch zu den Schlüsselbeinen und den Schultern steht. Die

Schilddrüse hat ebenfalls mit dem Thema Last tragen zu tun, im Speziellen damit, dabei gesehen und wahrgenommen zu werden.

Die Schilddrüse ist das Organ und das Kehlkopfchakra das Energiezentrum unserer Authentizität. Wir drücken uns über unseren Kehlkopf, die Stimmbänder, mit Hilfe der Sprache und der jeweiligen Intonierung aus und machen damit unsere Gedanken und unseren emotionalen Zustand publik. Je nachdem, wie introvertiert oder extrovertiert wir sind, handeln und wirken wir entsprechend nach außen. Wie ist das bei Dir?

- Wie viel Stress machst Du Dir selbst?
- Wie viel Lob und Anerkennung möchtest Du von außen bekommen?
- Möchtest Du als der, der die Last trägt, gesehen und bedauert oder vielleicht bewundert werden?
- Empfindest Du Dich als ›Armes Ich‹ oder möchtest Du Respekt und Anerkennung vom Außen?
- Ist es okay für Dich, Du zu sein?

Es ist interessant zu sehen, wie viel – oder wenig – Authentizität wir uns in der Gesellschaft zugestehen. Wie steht es um das Sprechen Deiner eigenen Wahrheit und Klarheit, Deine Jas und Neins, Deine Handlungen, Deine Vorstellungen vom Leben? Uns hier ehrlich und authentisch Ausdruck zu verleihen, ist nicht immer einfach. Zu sagen, was uns auf emotionaler Ebene bewegt, fällt uns oft schwer. Oftmals erlauben wir uns deshalb nicht, so zu sein, wie wir sind, in der jeweiligen Emotion des jeweiligen Augenblicks.

Erlaubst Du Dir zu sein, wer Du bist? Was passiert mit Dir, wenn ich Dich das frage? Hat es jemand anderes mehr verdient, zu sein? Über die Gleichwertigkeit und die Wichtigkeit Deines Seins haben wir an anderer Stelle ja schon gesprochen. Das kommt immer wieder auf, weil wir bestimmte Stellen im Körper haben, wo sich diese Themen einprägen und zeigen.

Meine Amerika-Geschichte schrieb ich in Zusammenhang mit der Schilddrüse, weil so viele Menschen mit diesem Thema Probleme haben. Ich ermutige, ja bitte Dich, Dir authentischen Ausdruck zu verleihen, indem Du situationsbezogen beschreibst, was Dich ausmacht und was im jeweiligen Moment gerade bei Dir und mit Dir passiert.

In dem Augenblick, da Du dies tust, ohne mit dem Finger auf andere zu zeigen, und einfach die gegebene Situation aus Deiner Wahrnehmung heraus schilderst, kannst Du authentisch sein. Dann lösen sich die Verhaftungen, die emotionalen Stressoren aus den Strukturen Deiner Schilddrüse und die Last fällt auch von Deinen Schultern ab, beziehungsweise verhaftet sich erst gar nicht. Fühle Dich also von mir eingeladen zur Authentizität – von jemandem, der immer angestoßen ist, weil er sich anfangs nicht so gut mitteilen konnte und auch sein Temperament nicht immer im Griff hatte.

Heute kann ich mich, denke ich, so ausdrücken, dass Menschen mitfühlen. Mitfühlen, nicht mitleiden. Ich möchte Mitgefühl erleben und geben. Mitgefühl ist der Kleber, der die Welt zusammenhält. Im Mitfühlen haben wir die Möglichkeit, uns gemeinsam zu bewegen und kraftvoll zu bleiben. Aus meiner Sicht ist der Spruch »Geteiltes Leid ist halbes Leid« Unsinn. Das ist doppeltes Leid. Mitgefühl, Hilfestellung und Lösungen führen zu Kraft und Entwicklung, bringen uns zurück in die Großartigkeit des Lebens.

Es ist so wichtig: Sei Du! Wir brauchen Dich, genau so, wie Du bist.

Die Schlüsselbeine

Groll, Trauer

Unsere Schlüsselbeine, die sich ganz in der Nähe unserer Schilddrüse befinden, haben mit den Emotionen Groll und Trauer zu tun. Unterhalb der Schlüsselbeine gibt es jeweils links und rechts eine weiche Stelle, die druckempfindlich ist, das sind die sogenannten Nierenpunkte. Nierenpunkte deshalb, weil sie auf dem Nierenmeridian liegen, der unter anderem für Trauer steht. Trauer und Groll liegen nicht weit auseinander, denn oft grollen wir dem Leben, wenn wir um etwas, uns selbst oder einen geliebten Menschen trauern. Wenn Du die Nierenpunkte massierst, kannst Du merken, wie sie sich energetisch öffnen und Dein Körper wieder mehr Energie gewinnt und leichter wird.

Nierenenergie ist Lebensenergie. In der Niere sitzt die Hauptlebensenergie. Jemand, der trauert, ist nicht mehr im Leben, denn er trauert jemandem oder etwas hinterher. Er ist also nicht mehr in der Gegenwart. »Wie konntest Du nur von mir gehen – ich brauche Dich!«, ist oft das, was empfunden wird. Wenn Du jemanden brauchst, kannst Du ihn oder sie nicht lieben, denn dann steckst Du in einem Abhängigkeitsverhältnis.

Echte Trauer dauert nicht lange. Sie ist ein Prozess, durch den Du gehst. Elisabeth Kübler-Ross beschreibt ihn in fünf Stufen. Zunächst sind wir im Schock, darauf folgen Leugnung, Wut, dann das ›Arme Ich‹, um schließlich in der Akzeptanz anzugelangen. Solange Du im Widerstand oder Rückzug und damit nicht in der Akzeptanz bist, kannst Du nichts verändern, Du hast keine Freiheit mehr im Umgang mit Deiner Energie. Die Akzeptanz sagt: »Ja, du bist da – der Tod, die Krankheit usw. Es ist furchtbar, aber okay, das ist, was gerade passiert.«

Wer in der Akzeptanz ist, kann heil werden. Die Widerstandsenergie ist das, was uns am meisten Kraft kostet. Jemand, der schnell verarbeitet und zügig in die Akzeptanz hineinkommt, ist bereits in einem Zustand der Erleuchtung und in Verbindung mit allem, was ist. In diesem Augenblick kann die Person entscheiden, wo sie ihre Aufmerksamkeit hinlenkt, und eine tiefe Heilung geschieht automatisch.

Das heißt nicht, dass, wenn Du mit etwas nicht einverstanden bist, Du nicht in eine entsprechende Aktion gehst, um einen Zustand zu verändern. Nein, es ist ganz wichtig, dass Du das Leben gestaltest, es bereicherst und Dich selbst ausdehnst. Doch um das tun zu können, musst Du Dich erst einmal freisetzen von Widerstand und den Ist-Zustand, der gerade ist, einfach akzeptieren und als existent annehmen. Durch die Stille, die dann entsteht, findest Du die Lösungen, die Du dann in Aktion umsetzen kannst.

Die Oberarme

Handlungsfähigkeit, Entmutigung

Unsere Oberarme repräsentieren den Grad unserer Handlungsfähigkeit.

- Wie handlungsfähig bist Du in Deinem Alltag?
- Wie autonom?
- Wie sehr steuerst Du Dein Leben?
- Wie groß ist Deine Angst vor Rückschlägen?
- Wie entmutigt bist Du?

Mache an dieser Stelle wieder den Krafttest: Umgreife mit Deiner einen Hand Dein anderes Handgelenk und teste, wie fest Du greifen und wie lange Du den Griff in dieser Intensität halten kannst. Wechsle dann die Hand. Merke Dir, was Du wahrgenommen hast.

Wir können das Thema Handlungsfähigkeit mit dem Autofahren vergleichen. Deine Arme steuern das Auto und sorgen dafür, dass es da hinfährt, wo Du hinwillst. Unsere Arme mit den Händen sind die direkten Umsetzer unserer Handlungen, daher auch das Wort Handlungsfähigkeit. Da viele Menschen ihr Leben von außen steuern lassen, erfahren sie irgendwann auch Probleme mit ihren Armen und Händen, wie beispielsweise das Karpaltunnelsyndrom. Diese Problematiken beginnen übrigens im Nackenbereich und mit der Weltsicht und gehen dann über das Thema der Selbstbestimmung in einen tiefen Eindruck, der dort belastend wirkt, zu einer Unfähigkeit des Handelns.

Die Ellenbogen und die Unterarme

Durchsetzungsvermögen,
Verwirklichung eigener Ziele

Der Ellenbogen ist die Verbindung zwischen der Kraft des Oberarms und der Handlungsfähigkeit des Unterarms. Er ist das Bindeglied zwischen Idee und Umsetzung, durch das der Impuls hindurchgeht. Gemeinsam mit dem Unterarm steht der Ellenbogen für das Durchsetzungsvermögen, die Flexibilität und die Verwirklichung unserer Ziele.

Wer Minderwertigkeitsgefühle hat, hat in der Regel wenig Kraft in den Armen. Fühle einmal in Dich hinein: Wie viel Kraft hast Du in Deinen Armen, von Deinem Oberarm über das Ellenbogengelenk bis zum Unterarm? Wie geht es Dir in Sachen Handlungs- und Durchsetzungsfähigkeit? Spüre Deine Ellenbogen in der Bewegung.

- Wie weich fließen Deine Bewegungen?
- Wie ist die Verbindung zwischen Ober- und Unterarm?
- Wie gut kannst Du die Brücke von der Idee zur Handlung schlagen?

Schauen wir uns nun die Unterarme genauer an. Sie stehen für die Verwirklichung unserer Ziele. Hat es in Deinem Leben einmal einen starken Selbstwerteinbruch gegeben, dann stehen die Unterarme unter starkem Stress. Viele Menschen haben große Schwierigkeiten mit Schmerzen in den Unterarmen und auch keine Haltekraft.

Mache mal eine Faust und kontrahiere Deinen einen Unterarm. Bewege die Faust kreisend und erfühle mit der anderen Hand die Muskeln. Sind sie weich und geschmeidig oder fest und verspannt?

DIE HANDGELENKE

Selbstwert, Selbststeuerung

Auch bei den Handgelenken geht es um das Thema Selbstwert und Selbstwerteinbruch. Menschen mit wenig Selbstwertgefühl tun sich schwer mit dem Handeln, dem Umsetzen. Sie haben oft eine gewisse Zartheit in ihren Handgelenken.

Die Ursache für das Karpaltunnelsyndrom, das sich in den Handgelenken zeigt, liegt energetisch in der Halswirbelsäule. Auch hier haben wir die Verbindung zum Thema Selbstwert, gleichzeitig auch zur Steuerung. Wenn man also die Halsmuskulatur sehr entspannt und gut öffnet und die damit verbundenen Emotionen loslässt, verschwindet damit oft das Karpaltunnelsyndrom.

Bewege Deine Handgelenke in alle Richtungen. Wie frei sind die Bewegungen?

Die Hände

Herz und Handlung, Fähigkeit des Gebens und Nehmens

Und schon sind wir bei den Händen, der Verbindung zwischen Herz und Handlung. Unsere Hände, insbesondere unsere Handflächen, repräsentieren unseren ganz persönlichen Qualitätsausdruck von Liebe und Mitgefühl. Der Herzmeridian fließt durch unsere Handflächen und so setzt sich das Herzchakra über unsere Hände nach außen fort.

Dass die Liebe des Herzens über die Hände übertragen wird, sieht man ja auch oft auf Bildern von Jesus, auf denen zu sehen ist, wie Licht aus seinen Handflächen fließt. In unseren Handflächen befinden sich Chakren, die Chakren des Mitgefühls.

Unsere Hände haben auch mit dem Grad unseres eigenen Wirkens, unserer Zielstrebigkeit zu tun, oder aber auch unserer Angst davor, ins Handeln zu kommen. Wenn die Energien der Hände unausgeglichen sind, schmerzen die Handflächen sehr oft bei Druck.

Nimm einmal Deine eine Hand in die andere – Handfläche auf Handfläche – und massiere mit dem Daumen der unteren Hand in die Handfläche der oberen hinein. Wie fühlt sich das für Dich an? Mache nun eine Faust: Wie viel Kraft und ›Ansage‹ ist darin? Bewege dann Deine Finger. Wie ist Deine Fingerfertigkeit?

In Deinen Händen liegt die Fähigkeit, zu geben und zu empfangen. Horche ehrlich in Dich hinein:

- Wie ist es für Dich, zu geben?
- Und wie ist es für Dich, etwas anzunehmen?

Bist du vielleicht wie viele andere Menschen, und findest Geben leicht, Annehmen aber sehr schwer? Dabei bedarf es nicht viel. Es bedarf lediglich eines von Herzen kommenden »Danke«. Mehr braucht es nicht, wenn Du annimmst. Der, der gibt, kann nichts Schöneres erhalten als einen echten Ausdruck der Dankbarkeit.

Wie steht es um Deine Zielstrebigkeit in Deinem Leben und wie viel Angst hast Du davor, das Angestrebte in die Tat umzusetzen? Auch hier gilt wieder: Die rechte Hand des Rechtshänders ist die, die nach außen wirkt. Sie steht für das Geben, die linke Hand für das Empfangen. Beim Linkshänder ist dies genau andersherum.

Wenn Du Dich in der Beweglichkeit Deiner Hand eingeschränkt fühlst, frage Dich: Wie ist das mit dem Geben und Empfangen für mich? Wie viel Wirklichkeit entsteht durch meine Handlungen?

Die Finger

Durchsetzungsvermögen, Mut, Gelassenheit

Der **Daumen** steht für unser Durchsetzungsvermögen, unseren Selbstwert und unsere Selbstfürsorge, unser Ego, aber auch unsere Schüchternheit und Einsamkeit. Er ist energetisch mit der Lymphe und der Lunge verbunden, und damit den Elementen Wasser und Luft.

Stelle Dir einmal folgende Fragen:

- Wie steht es um Dein Durchsetzungsvermögen?
- Stimmt Dein Selbstwert?
- Bist Du schüchtern und lebst in Einsamkeit?
- Wie wirkst Du nach außen?
- Wie geht es Deinem Daumengrundgelenk? Ist es stabil? Schmerzt es? Sehr viele Menschen haben hier große Probleme.

Wenn Du an Deinem Durchsetzungsvermögen und Selbstwert arbeiten möchtest, frage Dich, in welchem Bereich Deines Lebens Du Dich mehr ausdehnen möchtest und dann tu das ganz sanft. Mach es zu einem Spiel, wie weit Du gehen kannst. Dieses Spiel ist Dir bekannt. Du hast es als Kind immer wieder gespielt und probiert, wie weit Du gehen kannst. Auch, wenn Deine Umwelt Dir damals Schranken gesetzt hat, bist Du heute an einem Punkt in Deinem Leben, an dem viele Schranken nicht mehr gelten. Deswegen die Aufforderung, diese zu erkennen und Dich eben tiefer auf Deine Möglichkeiten einzulassen. Stets in der Absicht, liebevoll und achtsam und doch kraftvoll das Leben durch Dich zu bereichern.

Dein **Zeigefinger** ist Dein Mutfinger, er steht aber auch für Angst und Unsicherheit. Energetisch ist er mit dem Dickdarmmeridian und damit der Verdauung verbunden, aber auch mit den Nerven. Wenn ein Mensch Degenerationserscheinungen an den Nerven hat, hat er oft auch Schwierigkeiten mit dem Zeigefinger.

- Wie steht es um die Bewegungsfreiheit Deiner Zeigefinger?
- Welche Ängste hast Du?
- Welche Unsicherheiten?
- Wie viel Mut hast Du in Deinem Alltag, wie viel Angst?
- Wie steht es um Deine Verbindung zu Deinem Wurzelchakra?

Sei mutig! Denn wer nichts wagt, der darf nichts hoffen.

Der **Mittelfinger** ist der Finger der Wut, des Genervtseins, aber auch der Gelassenheit. Er steht mit dem Herzgefäß-Meridian (nicht dem Herzmeridian) und dem Kreislauf-Sexus-Meridian in Verbindung. Diese beiden Meridiane wirken ausgleichend aufeinander.

- Wie viel Gelassenheit empfindest Du in Deinem Alltag?
- Wie viel Wut trägst Du in Dir?
- Wie genervt und verärgert bist Du?
- Was macht das mit Deinem Herzen?

Wenn Du erkennst, wie viel Ohnmacht (unkontrollierter, energetischer Ausbruch) in Deiner Wut steckt, und Dir bewusst wird, dass diese kraftvolle Energie der Wut in kreative Prozesse, reines Erschaffen, fließen kann, so kannst Du über diese transformierte Wutenergie Großartiges ins Leben bringen. Es braucht nur die Achtsamkeit zu erkennen, wann

Du Dich wo in Deinem Geist befindest und schon kannst Du kraft Deines Bewusstseins diese Energie zur Beflügelung Deines Lebens nutzen.

Der **Ringfinger** ist unser Gute-Laune-Finger, im Gegenzug hat er aber auch mit Trostlosigkeit, Traurigkeit und Trauer zu tun. Durch ihn verläuft unser Hormonmeridian, der Dreifach-Erwärmer. Somit hat er viel mit Fröhlichsein und Glückshormonen, aber auch gleichzeitig mit Stress zu tun.

Unser **kleiner Finger** ist unser Sonnenschein-Finger. In ihm finden sich Herz- und Dünndarmmeridian. Der kleine Finger steht nicht nur für inneren Sonnenschein, sondern gleichzeitig, so wie auch der Ringfinger, für Traurigkeit.

- Wann hast Du Deine Hände, Deine Finger, zum letzten Mal so richtig gespürt?
- Deine Daumen?
- Deine Handflächen?
- Streiche einmal langsam mit einer Deiner Handfläche über die andere, von den Fingerspitzen bis zur Handwurzel. Wie fühlt sich das an? Auch auf dem Handrücken?

Wir haben in unseren Handflächen und Fußsohlen über hundert Nervenzellen pro Quadratzentimeter, deshalb sind wir dort so empfindlich. Auf der übrigen Hautoberfläche haben wir etwa zehn Nervenzellen pro Quadratzentimeter. Mit unseren Händen begreifen wir das Leben. Mit ihnen beginnen wir die Welt zu erkunden, wenn wir noch ganz klein sind. Im Laufe unseres Lebens vergessen wir unsere Hände jedoch sehr oft. Dabei ist es so wichtig zu erkennen, dass unser heutiges Leben durch Hände erbaut wurde.

Jemand, der im Handwerk arbeitet und die Sensibilität und Taktilität seiner Hände braucht, um ein Werkstück zu vollenden, der weiß genau um die Wichtigkeit seiner Hände. Wie steht es da bei Dir? Mache Dir einmal Gedanken darüber und spüre diese Lebendigkeit. Du drückst Dich auch über Deine Hände mit Gebärden aus, sie sind wie bereits erwähnt eine Deiner Verbindungen zu Deinem Herzen.

Nachher-Check

Steh zum Abschluss unserer Arbeit mit diesem Kapitel einmal auf und bewege Dich frei im Raum.

- Wie aufrecht bist Du jetzt?
- Was ist anders in Deiner Bewegung, in Deinem Sein?
- Wie energetisch offen ist Dein Becken?
- Zeichnet sich ein Lächeln leichter auf Deine Lippen?
- Fühlst Du Dich unternehmungslustiger?

Mach auch den Handgelenke-Kraft-Test aus Kapitel 2 noch einmal. Wie stark ist Deine Kraft, wie lange kannst Du sie aufrechthalten? Was hat sich verändert? Überprüfe auch Deine Schultern noch einmal wie unter *Die Schultern* weiter oben in diesem Kapitel beschrieben.

Kapitel 4

Die untere Brustwirbel-säule

Was sein muss, bricht durch

Schlafen konnte ich in dieser Nacht nicht mehr. Mir war ganz heiß, mein Herz sprang ganz frei und wild in meiner Brust und mir, mir rannen die Tränen vor Glück übers Gesicht.

Was war passiert? Na ja – nach 34 Tagen konstantem täglichen Laufen auf dem Jakobsweg ging es weiter zum Kap Finisterre. Am Vortag war ich in Santiago de Compostela, dem katholischen Pilgerziel in Kastilien, angekommen, um dann eben weiter an das ursprünglich bekannte Ende der Welt zu laufen: Kap Finisterre. Noch drei Tage mehr und ich würde am Ende meiner Pilgerreise sein. Ein ganzes Leben habe ich verbracht in diesen bis dato 34 Tagen. Meine Geburt in den Pyrenäen, meine Kindheit im Land der Basken, mein Erwachen in Mancharin. Die Härte des Lebens habe ich noch einmal in der Meseta erlebt und zurückgelassen, um dann vom Leben geläutert in Santiago anzukommen. Jetzt noch in den Tod, den Tod meiner damaligen Identität, meines eigen erschaffenen Gefängnisses der Vorstellungen und Limitierungen.

Am 15. Mai hatte ich mich auf den Weg gemacht, um mir klar zu werden, wohin mein Lebensweg gehen sollte. Weiterhin in der Unternehmenswelt zu arbeiten oder als Heiler Menschen aller Couleur in ihrer Heilung zu assistieren. Die Legende sagt, der Weg gibt Dir, was Du brauchst. Mir gab er viel mehr als ich je erwartete. Bewusst war mir das damals noch nicht und so zeigte sich oft erst später, welche Geschenke ich erfahren durfte.

Doch jetzt mal zurück zu meiner Nacht, meinem Herz, den Tränen, die ich vergoss. An diesem Abend fand ich mich am Lagerfeuer mit einigen Pilgerfreunden wieder, die sich auch entschlossen hatten, noch bis zum Kap Finisterre weiterzugehen. Marco Licht hatte die Gitarre eines österreichischen Gitarrenbauers bekommen und spielte eines meiner Lieblingslieder – »Walking in Memphis« von Marc Cohn – und ich stimmte mit ein:

They've got catfish on the table
They've got gospel in the air
And Reverend Green be glad to see you
When you haven't got a prayer
But, boy, you've got a prayer in Memphis

Now Muriel plays piano
Every Friday at the Hollywood
And they brought me down to see her
And they asked me if I would
Do a little number
And I sang with all my might
She said
»Tell me are you a Christian child?«
And I said »Ma'am, I am tonight«

Walking in Memphis
(Walking in Memphis)
Was walking with my feet ten feet off of Beale
Walking in Memphis
(Walking in Memphis)
But do I really feel the way I feel?

Oh mein Gott, ich sang zum ersten Mal vor anderen Menschen, traute mich, mit einzustimmen, übernahm dann den Lead und ließ alles raus, was ich über die Jahre angestaut hatte. Was für eine Befreiung – welch eine Kraft, wenn Du zum ersten Mal den Mut hast, Dich zu zeigen, zu schreien: »Ja, Universum, das bin ich. Das bin ich. Nun nimm mich und zeige mir, wo es hingeht, wo ich dienen, mich verschenken kann – einfach so, einfach aus der Liebe heraus.«

In diesem Kapitel befassen wir uns mit den Emotionen, die mit der unteren Brustwirbelsäule und den dazugehörigen Rippen in Verbindung stehen. Die Brustwirbelsäule hat viel mit dem Zustand Deines Herzens zu tun und damit, wie Du Dein Leben lebst. Herzensthemen sind die wichtigsten Themen, da geht es ans Eingemachte – so, wie bei mir in der obigen Geschichte –, und somit in die Bereiche, die oft tief im Unterbewusstsein stecken und bei denen sich die Emotionen gerne im Gewebe festsetzten.

Nimm einmal Kontakt mit Dir auf und öffne Dich für Deine Herzensangelegenheiten, bevor wir ganz in dieses Kapitel eintauchen:

- Wie geht es Dir?
- Wie ist Dein Gemüt?
- Wie frei, leicht und lebendig ist Dein Körper, wie frei Deine Atmung?
- Wie viel Spannung befindet sich in Deinem Körper?
- Wie fühlen sich Deine Hals- und Brustwirbelsäule, Deine Arme, Hände und auch Dein Kiefer an?

- Wie fühlt es sich an, wenn Du Deinen Hals drehst, Deine Schultern hebst und Deine Armmuskeln anspannst?

MITGEFÜHL ÜBER SINNLICHKEIT

Ich möchte an dieser Stelle zunächst das Thema Mitgefühl beleuchten. Mitgefühl wird oft missverstanden und mit Mitleid gleichgesetzt. Im Mitgefühl spürst Du den anderen und auch Dich. Dadurch hast Du die Möglichkeit, gut bei Dir zu bleiben und kannst dem anderen mit Rat und Tat zur Seite stehen. Mitgefühl heißt auch: »Hey Du, ich weiß nicht, ob ich Dir gerade helfen kann, aber sei Dir bewusst: ich bin gerne für Dich da.« Es ist Hilfe anbieten, ohne sie zur Bedingung zu machen. Zu lauschen, was es braucht, ohne in eine verkopfte Aktion hineinzugehen. Im Mitleid hingegen gibst Du Dich voll dem Erleben des anderen hin, opferst Dich und verstärkst dadurch das Leid, ohne Hilfestellung geben zu können. Mitgefühl ist der Kleber, der unsere Welt zusammenhält. Der verbindet. Uns eins werden lässt.

Was hast Du erlebt, wenn Du als Kind emotional aufgelöst oder mit einer Verletzung nach Hause gekommen bist? Wie wurde in diesem Moment mit Dir umgegangen? Bei mir war es so, dass ich erst einmal in den Arm genommen und gefragt wurde, was denn los sei. Anschließend durfte ich sagen, was ich gerne essen oder trinken möchte. Meistens gab's dann eine heiße Schokolade, ein Stückchen Schokolade oder eine warme Suppe, was eben gerade da war. Was ich durch das Trostpflästerchen der Zuneigung und Sinnlichkeit gespürt, geschmeckt und gefühlt habe, hat mich von dem, was in meinem Kopf vorging, abgelenkt. Und plötzlich war das, was geschehen war, nicht mehr so schlimm.

Wenn Du merkst, dass jemand in einem Problem feststeckt, kannst Du oft helfen, wenn Du die Person über Sinneseindrücke ablenkst. Das kann beispielsweise über ein Geschmackserlebnis, eine Berührung, aber auch die Erinnerung an einen mit einem guten Gefühl verbundenen Geruch stattfinden. Dadurch kann derjenige aus dem Drama und dem inneren Dialog aussteigen, wieder in eine tiefere Präsenz kommen und erkennen, dass das, was passiert ist, nicht mehr so wichtig ist. Das vorher noch sehr aufwühlende Problem ist dann weniger überwältigend und die betroffene Person kann besser loslassen – und Schocks und Traumata gehen nicht so sehr in die Tiefe.

Apropos Aussteigen aus dem Drama: Was hierfür von großer Bedeutung ist, ist, gar nicht tief ins Drama abzugleiten, indem wir den eigentlichen Vorfall nicht mit Interpretationen und Emotionen aufladen. Stell Dir einmal vor, Du bist gerade mit dem Auto unterwegs und ein anderer Verkehrsteilnehmer schneidet Dich. Im Augenblick des Geschehens bist Du einfach nur überrascht, wirst vielleicht unsanft aus Deinen Gedanken herausgerissen. Du bremst und vergrößerst den Abstand zwischen Dir und dem Auto, das dir so plötzlich in den Weg gekommen ist. Zu diesem Zeitpunkt ist der ganze Vorfall vorbei und Du könntest, zurück in Deinem Gleichgewicht, in Ruhe Deine Fahrt fortsetzen.

Das ist jedoch in der Regel nicht das, was passiert, wenn wir mit einem unvorhergesehenen, herausfordernden Ereignis konfrontiert werden. Etwa zwei bis drei Sekunden nach dem Vorfall beginnen wir nämlich damit, uns bedroht zu fühlen und in die Emotion zu gehen. »So ein A****loch, das darf ja wohl nicht wahr sein! Der ist heute Morgen wohl zu spät aufgestanden! Oh Gott, fast wäre ich gestorben!«, denken oder schreien wir vielleicht. In den allerersten Sekunden eines solchen Ereignisses ist noch die Seele ›am Steuer‹, die einfach nur feststellt: »Ups, okay, nicht gut!« Danach kommt der Zorn, die Verärgerung, das tiefere Erschrecken – und damit die Story, die wir um das Ereignis herum entwickeln und in die wir uns immer weiter hineinbohren. Diese Story verursacht dann, dass wir in den Schmerz, den Stress, die Säure hineingehen.

In unserer Selbstgerechtigkeit verurteilen wir den anderen dann, ohne zu wissen, warum er sich so verhalten hat, wie es passiert ist. Vielleicht kennst Du ja die Geschichte von dem Vater, der abends nach Hause fährt und von einem giftgrünen Golf geschnitten wird, der willkürlich durch die Gegend zu heizen scheint. Aufgebracht denkt er: »So ein Idiot und Raudi, das darf ja wohl nicht wahr sein!« und steigert sich so richtig hinein in sein Gefühl der Wut. Zuhause angekommen, klingelt das Telefon. Seine Tochter ist dran: »Du, Papa, mach Dir keine Sorgen. Es ist alles gut, aber ich bin im Krankenhaus. Ich bin vom Fahrrad gefallen und habe mich verletzt. Und da war dann so ein junger Mann mit einem grünen Golf, der hat mich ganz schnell ins Krankenhaus gefahren.« Was für ein Sichtwechsel! Gerade noch der Übeltäter, ist der Fahrer des giftgrünen Golfs nun der Retter seiner Tochter.

Wenn wir mit einer herausfordernden Situation überrascht werden, haben wir oft nicht den Überblick darüber, was wirklich passiert oder im Vorfeld passiert ist. Wir können uns und oft auch anderen so viel Leid und Drama ersparen, wenn wir lernen, nicht in die Interpretation und die Verurteilung zu gehen.

Ich möchte damit nicht sagen, dass jede Begebenheit so einfach handhabbar ist, wie die in er obigen Geschichte. Ein Thema, das uns zutiefst beschäftigt, ist ernst zu nehmen und darf Beachtung erhalten. Es geht hier lediglich darum, aus dem Drama auszusteigen, damit eine Öffnung und ein freies Betrachten ohne Bewertung möglich werden – und sich dadurch sonst nicht erkennbare Lösungsmöglichkeiten ergeben.

Wichtig ist, darauf zu achten, dass die gewählte Form des Ablenkens oder Tröstens keine Sucht auslöst, die sich dann später beispielsweise in einem gestörten Essverhalten zeigen kann oder darin, dass derjenige regelmäßig ein Drama braucht, um die Energie der Aufmerksamkeit von anderen zu erhalten. Daraus kann im Falle von selbst auferlegten Krankheiten dann auch der sogenannte sekundäre Krankheitsgewinn entstehen (siehe auch Einleitung). Eine selbst auferlegte Krankheit ist beispielsweise Bauchweh vor einer Prüfung. Einmal erfolgreich die Prüfung umgangen, kann sich daraus für die Zukunft eine Vermeidungsstrategie entwickeln, die dann bei kleinstem Stress Bauchschmerzen auslöst.

Als Folge dessen, dass ich als Kind oft mit Schokolade getröstet wurde, entwickelte ich im Laufe der Zeit eine Allergie gegen Schokolade. Mein Körper hatte mit Schokoladenkonsum die Annahme verknüpft, dass es mir vorher schlecht gegangen sein musste. Wollte ich dann später einfach Schokolade essen, weil mir danach war – ich liebe Schokolade, von wegen Glückshormone und so –, reagierte mein Körper mit Widerstand darauf. Es war, als würde er sagen: »Mir geht's doch gut, wieso bekomme ich jetzt Schokolade?« Nachdem ich die Information des Dramas aus der Verbindung zur Schokolade herausgenommen hatte, konnte ich sie wieder so richtig genießen und meine Allergieprobleme waren auch weg.

Überlege Dir mal, warum Du vielleicht mit dem einen oder anderen Lebensmittel Probleme hast, da sich hierbei oft eine Verbindung zu ›gefangenen‹, alten Emotionen zeigt.

Der siebte Brustwirbel

Sich zu viel gefallen lassen, Suchtverhalten, Nährstoffaufnahme

Mache einmal folgenden Beweglichkeits-Check: Setze Dich hin, beide Beine fest auf dem Boden. Lege dann Deine linke Hand auf Dein rechtes Knie und drehe Dich, soweit es geht, über rechts nach hinten und nimm dabei den Kopf mit. Wiederhole das Ganze auf der anderen Seite und spüre die Flexibilität und Beweglichkeit Deiner Brustwirbelsäule.

Menschen, die mit dem siebten Brustwirbel Schwierigkeiten haben, schlucken viel – oftmals Dinge, die sie nicht gutheißen oder akzeptieren können. Sie bringen ihre Gefühle nicht zum Ausdruck, fühlen sich einsam, sind verkrampft und leiden vielfach unter Magenbeschwerden.

- In welchen Deiner Lebensbereiche schluckst Du zu viel – in der Familie, der Partnerschaft, im Beruf?
- Wann kommunizierst Du Deine Wünsche und Vorstellungen nicht klar und was macht das mit Dir?

Die Frage ist: Wie können wir in die Authentizität kommen, ohne dass es zu Eskalationen kommt? Wie kann das Gewaltvolle so entschärft werden, dass es gewaltfrei wird? Aus der Arbeit von Marshall Rosenberg zur gewaltfreien Kommunikation gibt es hierzu wertvolle Hilfestellungen. Besonders wichtig ist es in diesem Zusammenhang, situationsbedingt zu beschreiben, was mit Dir passiert, wenn wieder eine Situation auftaucht, in der Du eigentlich das Gehörte und Deine Gefühle dazu runterschlucken würdest.

Nehmen wir als Beispiel den Kollegen, der ›immer‹ zu spät kommt. Großes Konfliktpotenzial haben personenbezogene Reaktionen wie: »Du kommst ständig zu spät! Wegen Dir bekomme ich immer Probleme!« Mit ›Du‹, ›Dir‹, ›Ihr‹ und ›Euch‹ geht es direkt in den persönlichen Angriff und es entstehen Spannungen. Und mit Verallgemeinerungen wie ›immer‹, ›ständig‹, ›dauernd‹, ›laufend‹ oder ›nie‹ erschaffen wir eine feststehende Realität, die wir im Außen ja auch bestätigt haben möchten.

Wesentlich besser funktioniert es mit der Kommunikation, wenn wir situationsbezogen beschreiben, was mit uns passiert – körperlich, emotional und geistig: »Diese Situation hier bringt mich in Zeitstress und sorgt dafür, dass ich mich gehetzt fühle und befürchte, dass wir den Abgabetermin für unser Projekt nicht einhalten können. Mein Magen zieht sich zusammen und ich kann nicht frei atmen.« So formuliert geht es um den Stress, nicht um die Person, die den Stress ausgelöst hat. Wenn Du situationsbezogen beschreibst – sowohl die Situation als auch das, was dabei in Dir vorgeht – dann kann Dein Gegenüber sich in Dich hineinversetzen und verstehen, dass das, was gerade passiert, für Dich nicht in Ordnung ist.

Beim siebten Brustwirbel geht es, wie beim sechsten auch, um das Thema Suchtverhalten in den verschiedensten Bereichen wie Essen, Trinken, Substanzen und übermäßige Beschäftigung mit Fernsehen, Internet, Handy oder auch Sport. Wie bereits erwähnt, ist in diesem Zusammenhang das soziale Umfeld eines Menschen von sehr großer Bedeutung. Ist das Beziehungsnetz stabil und wird Liebe in der Familie gelebt, dann geht das Loslassen von Süchten wesentlich leichter. So hat man beispielsweise bei Menschen, die infolge einer Operation Opiate oder Morphin zur Schmerzlinderung nehmen mussten, eine interessante Feststellung gemacht: Diejenigen, die ein stabiles soziales Umfeld hatten, konnten sich schnell wieder von den Medikamenten lösen. Dies stand in sichtbarem Gegensatz zu den Patienten, denen dieses unterstützende Netz fehlte – sie entwickelten häufig eine Abhängigkeit zu den Schmerzmitteln.

Wenn Du also merkst, dass es Dir schwerfällt, Dich von einer Sucht zu lösen, dann schau Dir Dein soziales Netz genauer an. Wie stabil ist es? Die Familie kannst Du nicht austauschen oder herzaubern, aber Du kannst neue, Dich bereichernde Freundschaften aufbauen, die Dir Freude und Halt geben. Öffne Dein Herz für neue Begegnungen, schaffe Dir eine Familie aus Freunden und pflege diese Beziehungen! Wenn wieder mehr Energie in der Kommunikation fließt, dann macht auch die Wirbelsäule wieder mehr auf.

Auf der Ebene der Organe steht der siebte Brustwirbel in Zusammenhang mit Magenbeschwerden, aber auch Zwölffingerdarmgeschwüren, Problemen mit der Bauchspeicheldrüse, Schluckauf und Schwächegefühlen. Du verdaust mit Deinem ganzen Verdauungstrakt Dein tägliches Erleben. Kannst Du

Dir anschauen, was Du erlebst und es gutheißen, hast Du weniger oder gar keine emotionale Belastung in diesen Bereichen. Schaust Du oft weg, willst Dein Leben nicht mehr erleben und trägst schwer daran, ist das Gegenteil der Fall.

Wenn Dir der siebte Brustwirbel sehr oft und sehr lange Probleme macht, dann kann auch ein Vitaminmangel vorliegen, weil Dir die Aufnahme der Nährstoffe und Vitamine, die Du aus der Nahrung beziehst, Schwierigkeiten macht.

Der achte Brustwirbel

Sorgen, Widerstand gegen den Fluss des Lebens

Der achte Brustwirbel hängt mit unserem Solarplexuschakra – auch Energie-Chakra oder Ego-Chakra genannt – zusammen. Machst Du Dir viele Sorgen, nimmst Dir nicht, was Du brauchst oder bist in der Starre und lässt den Fluss des Lebens nicht wirklich zu, dann macht dieses Chakra zu. Wenn Du Dein Leben nicht so lebst, wie Du es gerne möchtest, Dich verbiegen lässt und Dir Deinen Lebensausdruck verweigerst, verschiebt sich der achte Brustwirbel und die Energie im Solarplexus fällt zusammen.

Aufgrund der Konditionierung und Domestizierung in unserer Kindheit haben wir Strategien, und damit verschiedene Verhaltensmuster, dafür entwickelt, wie wir im Alltag gut funktionieren können. Diese Muster – beispielsweise das Suchen nach Aufmerksamkeit oder das Erfinden von Ausreden – haben uns damals Vorteile und Erleichterung gebracht, stehen uns als Erwachsene heute jedoch oft im Weg. In der Arbeit von *Zurück zum Ursprung* verändern wir diese Muster. Es ist möglich, dass Du dies als eine Gefährdung Deiner Realität empfindest. Beobachte also einfach, was Du fühlst und welche Gedanken auftauchen und nimm zur Kenntnis, was in Dir los ist. Indem Du Deine Realitätsmuster veränderst, wirst Du freier und kannst Dich mehr akzeptieren und dadurch authentischer leben.

Denke einmal über folgende Fragen nach:

- Worüber machst Du Dir Sorgen?
- Machst Du Dir Gedanken um die ganze Welt, die Du allein eh nicht retten kannst?
- Wo verkrampfst Du Dich in Deinem Alltag?
- Wie gut funktioniert Deine Atmung?
- Wie ging der Beweglichkeits-Check vom Kapitelanfang für Dich?
- Wie viel Flexibilität hast Du im Brustwirbelbereich, hast Du dort vielleicht sogar Schmerzen? Wie viel Öffnung ist da?

Das Solarplexuschakra sitzt in unserem Körperzentrum. Es ist ein sehr wichtiges Energiezentrum, da sowohl unser Nervensystem als auch unser Körper auf seinen Zustand reagieren. Ist Dein achter Brustwirbel in der Balance, fließen die Biophotonen wunderbar in das Solarplexus-Chakra hinein. Viele Menschen haben jedoch sehr viel Stress in diesem Bereich und so braucht das Ausgleichen des Solarplexuschakras im Vergleich zu den anderen Hauptchakren oftmals viel mehr Zeit.

In diesem Zusammenhang möchte ich das Roemheld-Syndrom erwähnen. Das Roemheld-Syndrom führt zu übermäßigen Gasansammlungen in Magen und Darm und kann durch einen verschobenen achten Brustwirbel entstehen. Damit verbunden kann es auch zusätzlich zu einem Übermaß an Streptokokken kommen, die dann die sogenannte SIBO (Bakterielle Fehlbesiedlung des Dünndarms, Small Intestine Bacterial Overgrowth) auslösen. Eventuelle Folgen sind Herzrhythmusstörungen, Kurzatmigkeit, Verwirrung, Kopfschmerzen, tiefe Angstzustände, Hitzewallungen, Atemnot, Schwindel und Schlafstörungen. Das liegt daran, dass sich der Wirbel verkantet und blockiert und die kleinen Zwischenmuskeln zumachen. Oft sammelt sich dann Luft im Magen-Darm-Trakt, die das Zwerchfell nach oben drückt, wodurch heftige Schmerzen im Brustraum entstehen können.

Auch Milzprobleme, eine Abwehrschwäche, Schluckauf oder Luftansammlungen im Bauchbereich können auftreten, wenn der achte Brustwirbel aus der Balance ist. Der nach oben schiebende Druck geht dann aufs Herz, wodurch starke Schmerzen, ähnlich einer Angina pectoris, entstehen können. Der Schmerz schiebt sich vom Rücken über die Rippen nach vorne ins Brustbein hinein. Ausgelöst durch die inneren Nerven der Rippen kann sich das anfühlen, als würde uns ein Messer in die Brust gestochen werden. Dieser starke Schmerz entsteht auch durch Unfälle. Ich selbst habe ihn aufgrund eines Autounfalls erlebt, da sich dadurch meine Wirbelsäule verschoben hatte.

Licht für die Körperstruktur

Mit einem unausgeglichenen Solarplexuschakra können auch Schwindelzustände und Schlafschwierigkeiten einhergehen. Wie kommt das?

Unsere Chakren nehmen Licht wie ein Staubsauger auf, mit dem sie dann unter anderem die körperliche Umgebung um sich herum versorgen. Funktioniert ein Chakra nur eingeschränkt – beispielsweise durch einen blockierten Wirbel oder belastende Emotionen –, gelangen zu wenig Biophotonen in den entsprechenden Bereich Deines Körpers. Die umliegende Struktur ist dann mit Licht unterversorgt und schon funktioniert der Zellstoffwechsel nicht mehr optimal. Langfristig entsteht eine Übersäuerung, da mit weniger Licht unser Körper von der Energiesynthese über Sauerstoff in den Zuckerstoffwechsel umschaltet. Der Biophotonen-Forscher Alfred Popp hat herausgefunden, dass in jeder Zelle unseres Körpers zu jeder Sekunde unseres Lebens über 100.000 Stoffwechsel-Reaktionen aufgrund von Biophotonen, also von Licht, stattfinden. Unsere Zellen brauchen somit eine bestimmte Menge und Wellenlänge des Lichts, um aus Sauerstoff Energie gewinnen zu können.

Der Sauerstoff geht über unsere Atmung direkt in den Blutkreislauf und von dort in die Zellen und wird in den Mitochondrien, den Zellkraftwerken, in Adenosintriphosphat (ATP) umgewandelt. ATP ist die Energie in Deinem Körper, die Dich auf der körperlichen Ebene funktionieren lässt. Bekommen die Zellen jedoch nicht genügend Sauerstoff für die Herstellung von ATP, wechseln sie zur Zuckergärung. Sollte es regelmäßig passieren, dass Deine Zellen Zuckergärung betreiben, landet Dein pH-Wert im sauren Bereich und Pilze,

Viren und andere Mikroorganismen, die nicht mit Dir und Deinem Körper in Harmonie sind, finden durch die Übersäuerung paradiesische Zustände vor. Je basischer Dein Milieu, umso besser funktioniert Dein Körper und umso weniger unerwünschte Gäste hast Du.

Stehen Deinen Zellen nicht genügend Biophotonen zur Verfügung, hast Du, wie eben beschrieben, mit einer gesunden Form der Energiegewinnung ein Problem. Deine Chakren transportieren die Biophotonen in Deinen Körper. Sie funktionieren nur dann gut, wenn Du im gegenwärtigen Moment präsent bist. Diese Präsenz sorgt dafür, dass Deine Chakren viel Licht in Deine Struktur hineinbringen. Bist Du nicht im Hier und Jetzt, nimmst Du Deinen Körper nicht wahr und Deine Chakren arbeiten nicht mehr optimal. Es steht Dir dann lediglich das Licht zur Verfügung, das in Deiner eigenen Struktur, Deiner DNS, erzeugt wird. Darunter leidet Dein Stoffwechsel, denn das wenige Licht, das Dein Körper selbst produziert, ist nicht genug, um ihn ausreichend gut in Gang zu halten. Du alterst so auch schneller. Damit Dein Körper genügend Licht bekommt, brauchst Du Dein Chakrensystem. Sei also so viel wie möglich im gegenwärtigen Moment!

Wirkung der Nachrichten

Apropos Übersäuerung: Es gibt eine amerikanische Studie, die den Zusammenhang zwischen dem Konsum von Nachrichten und dem Säure-Basen-Haushalt erforschte. Das Ergebnis: Bei Berichten über negative Ereignisse kippt innerhalb von maximal sieben Minuten TV-Nachrichten-Konsum die Balance in unserem Körper von basisch zu sauer. Wenn Du also morgens Deine Zeitung liest, abends die Nachrichten schaust, Dich zwischendurch mit dem Kollegen über den Zustand der Welt unterhältst und der Nachrichtenticker Dir ständig die neuesten Ereignisse aufs Handy schickt, geht das richtig tief in Dich hinein und es ist nicht verwunderlich, dass Du übersäuerst. Gesunde Ernährung reicht hier nicht, um das zu kompensieren. Es ist sehr wichtig, dass Du bewusst entscheidest, wem oder was Du Deine Aufmerksamkeit schenkst und was Du an Nachrichten konsumierst.

Der neunte Brustwirbel

Auto-Aggressivität, allergische Reaktionen

Wenn Du in der Selbstkritik bist, Dich nicht magst und Dich ständig selbst verurteilst, produzieren Deine Nebennieren permanent Adrenalin und Histamin. Histamin ist ein Botenstoff, der im Falle von Immunangriffen oder Entzündungen dem entsprechenden Gewebe Impulse – beispielsweise zum Anschwellen – gibt. Durch die Ablehnung Deiner selbst blockiert dann die Muskulatur um Deinen neunten Brustwirbel, was wiederum in einer flachen Atmung resultiert.

Atmung selbst ist ein tiefer Kontakt zum Leben. Hier verbindest Du Dich mit dem Außen. Du musst es Dir jedoch auch wert sein, durch Deinen Atem das Leben aufzunehmen. Tust Du das nicht, beginnst Du irgendwann, allergisch auf Dich selbst, die Umwelt, das Leben zu reagieren. Aus Autoaggression, also aus auf Dich selbst gerichteter Aggression, können dann beispielsweise Diabetes Typ 1, Morbus Crohn oder eine Histamin-Allergie entstehen. Letztere zeigt sich z. B. in Form von Lebensmittelallergien, Unverträglichkeiten, Heuschnupfen, Asthma oder Bronchialasthma.

Überlege Dir:

- In welchen Lebensbereichen unterdrückst Du Deine Aggressivität nach außen und nach innen?
- Akzeptierst Du das Gefühl der Wut?
- Akzeptierst Du, dass Du erschaffen kannst, im Positiven wie im Negativen?

In der Aggression steckt großes Energiepotenzial, das transformiert werden kann und das durch Unterdrückung ungenutzt bleibt. Gegen Dich selbst gerichtete Aggression, die Selbstkritik, nimmt Dir Energie und kann zu Depressionen führen. Oftmals sind es Frauen, die ihre Aggressionen stark unterdrücken und sehr selbstkritisch sind. Diese Emotionen setzen sich gern im Brustgewebe fest (mehr dazu findest Du im Kapitel zum 4. Brustwirbel).

Aggression ist ein ganz natürlicher Teil unseres Mensch-Seins, sie ist reine Sexualenergie, reine Kreativität. Am besten wäre es, konstruktiv mit ihr umzugehen, sie auf sinnvolle Weise aus unserem Körper zu entlassen und uns dadurch von ihr frei zu machen. Das kannst Du beispielsweise über Sport tun, anstatt Deinen Ärger an jemand anderem auszulassen. Lerne Deine Aggression zunächst anzunehmen und zu erkennen, dass Du es gewählt hast, mit Wut zu reagieren – denn nicht das, was im Außen passiert, macht Dich ärgerlich, sondern Deine Interpretation davon.

Nimm Deine Emotionen einfach an. Nimm den Zorn an, der Dir innewohnt. Auch den Zorn der anderen. Und wenn Dich wieder einmal jemand wütend angeht, dann sieh das so, wie wir es im Aikido tun: als Energie-Geschenk. Gibt man Energieräubern keine Aufmerksamkeit, dann gehen sie schnell woanders hin. Jemand, der Dich leersaugt, kann das nur so lange tun, wie Du ihm Aufmerksamkeit gibst. Nimmst Du Deine Aufmerksamkeit weg, zurück zu Dir, sucht er sich ein anderes Opfer. Denk dran: Du entscheidest, wie tief Dich jemand verletzen kann.

Hier ist noch eine weitere Möglichkeit, produktiv mit Aggression umzugehen: Stell Dir vor, dass die Aggressivität über Dein Kronenchakra den Körper verlässt und im Anschluss wieder in Dein Energiefeld ›zurückregnet‹. Du kannst sie mit der Kraft Deiner Absicht reinigen und als neutrale Energie wieder integrieren. So steht sie Dir erneut zur Verfügung und der Stress löst sich auf. (Siehe hierzu auch Kapitel 7)

Hier ist eine kleine Spiegelübung für Dich: Setze Dich vor einen Spiegel. Deine Knie haben etwa eine Handbreit Abstand zu Deinen Spiegel-Knien. Strecke dann eine Hand aus und berühre mit einem Finger Deinen Spiegel-Finger. Betrachte dann Deine Großartigkeit und Schönheit. Je mehr Du mit dem Spiegel arbeitest, desto tiefer ist die Präsenz, in die Du kommst. Durch den Finger am Spiegel bist Du wie mit einer Nabelschnur mit dem Bild im Spiegel verbunden, bist eins damit. Dadurch kommst Du in der Wahrnehmung tiefer.

Ich komme in Zusammenhang mit dem neunten Brustwirbel noch einmal auf das Histamin zurück: In unserer Gesellschaft haben sehr viele Menschen Histamin-Reaktionen, die sich beispielsweise in Tierhaar-, Pollen- oder Lebensmittel-Allergien oder auch Nesselsucht zeigen. Ursprünglich entstehen sie durch Autoaggression in unserer Kindheit. Die Nebennieren erzeugen bei Stress einen hohen Histamin-Spiegel und wenn dieser eine gewisse Grenze überschreitet, geht der Körper in den Widerstand und beginnt, auf Histamin und jegliche dem Histamin ähnliche Schwingungsform zu reagieren. Wird unser Stress zum Dauerzustand, kommen die Nebennieren zudem mit der Produktion des Stresshormons Adrenalin nicht mehr nach. Es entsteht eine ›Adrenal Fatigue‹ – Nebennierenschwäche –, die zu den Merkmalen eines Burnouts gehört. Noch nie war Burnout so verbreitet wie heute. Wen wundert's, bei der Reizüberflutung, der ein Mensch heute unterliegt.

Der zehnte Brustwirbel

Kommunikation, Partnerschaft, Mitmenschen

Beim zehnten Brustwirbel geht es um Deinen Umgang mit den Menschen in Deinem Leben wie Partner, Eltern, Kinder, Freunde und Kollegen. Denke einmal über folgende Fragen nach:

- Wie gehst Du mit Deinen Mitmenschen um?
- Kannst Du offen und gewaltfrei kommunizieren und situationsbezogen beschreiben, was in Dir vorgeht?

Auf der Ebene der Organe hängt der zehnte Brustwirbel mit den Nieren zusammen, er steht für die Themen Entgiftung und Energie. In unseren Nieren steckt unsere Hauptenergie (Haupt-Chi), unsere Sexualenergie. Die Traditionelle Chinesische Medizin schaut sich immer zuerst die Nieren an, um festzustellen, wie viel Lebensenergie die betreffende Person hat. Ist zu wenig vorhanden, wird als erstes die Niere aufgebaut. Ist sie wieder vollständig energetisiert, steht genügend Energie für Heilung im Körper zur Verfügung. Das kann man schon bei kleinen Wunden beobachten. Heilen diese doch bei Kindern noch sehr schnell, da diese viel in einer tiefen Präsenz des Moments leben, ist es bei älteren Menschen oftmals umgekehrt. Da kann es manchmal Wochen dauern, bis eine Kleinigkeit verheilt. Diesen Menschen fehlt einfach ihr Haupt-Chi. Würden sie weniger im Kopf sein und mehr im Einklang mit der Natur, im Hier und Jetzt, würde der Körper sich sehr viel schneller regenerieren.

Wenn der zehnte Brustwirbel aus der Balance ist, beginne damit, nicht mehr benötigte oder überschüssige Salze mit Hilfe von entwässernden Lebensmitteln, beispielsweise Gurken, Reis oder Kartoffeln, aus dem Körper zu transportieren. Dadurch werden die Nieren in ihrer Arbeit unterstützt.

Die Nieren sind außerdem unser ›Partnerorgan‹, wir haben ja zwei davon. Wenn eine Deiner Nieren nicht optimal funktioniert, schau Dir den Bezug zum Innen oder Außen an. Beim Rechtshänder hat die rechte Niere mit den Beziehungen im Außen, die linke mit Deinem Verhältnis zu Dir selbst zu tun. Beim Linkshänder verhält sich dies genau umgekehrt.

Der elfte Brustwirbel

Kontaktprobleme, Beziehungsängste

Der elfte Brustwirbel steht für die Themen Kontaktprobleme, Unsicherheit und das permanente vor Augen haben der eigenen Schwächen. Dies spiegelt sich überwiegend in der Haut wider – mit Akne, Pickel, Ekzemen, Furunkeln, Schuppenflechte, grauer Haut sowie Problemen mit dem Harnleiter und der Blase. Auch hier kommt die Niere wieder ins Spiel und so sind die oben genannten Themen des zehnten Brustwirbels auch noch für den elften Brustwirbel gültig.

Überlege Dir:

- In welchen Lebensbereichen hast Du Kontaktprobleme?
- Wann fremdelst Du?

Grundsätzlich ein kleiner Tipp: Gib Deinem Körper in dem Augenblick, in dem Du in Spannungsfelder und damit in Stress hineingehst, die Möglichkeit, sich zu reorganisieren, sich wieder aufzurichten und leicht zu werden. Du wirst merken, wie Du mit einer ganz anderen Offenheit und Kontaktfreudigkeit in die Welt gehst, sie ganz neu betrachtest und die Schüchternheit und Verklemmtheit weggehen. Um das zu erreichen, gilt es, Dich selbst zu beobachten, wann Du Dich verspannst bzw. verschiebst. Das geht ganz leicht, wenn Du die Übung zur Achtsamkeit – Wo bin ich gerade? Was mache ich gerade? Wie geht es mir und wenn es mir nicht gut geht:

Was brauche ich jetzt, damit es wieder gut ist? – regelmäßig, mehrfach am Tag, machst. Du wirst sehen, immer wieder angewendet, entwickelt sich eine liebevolle Beobachtung Deiner selbst, ein konstanter Kontakt zu Deinem Zustand, zu Deinem Körper und dadurch gelebte Präsenz.

Der zwölfte Brustwirbel

Loslassen, Neubeginn

Auf der körperlichen Ebene steht der zwölfte Brustwirbel in Zusammenhang mit unserem Dünndarm und unserem Lymphsystem. Passend dazu drehen sich die emotionalen Themen des zwölften Brustwirbels – und auch des ersten Lendenwirbels – um Loslassen und Neuanfang. Fällt es Dir schwer, Dinge, Menschen, Erfahrungen oder Situationen – beispielsweise eine Arbeitsstelle –, loszulassen und etwas Neues zu beginnen? Fällt es Dir schwer, liebe Menschen, die einen anderen Lebensweg wählen oder sterben, ziehen zu lassen? Ein Zuhause zu verlassen, weil es finanzielle Veränderungen gibt oder einfach ein Wechsel ansteht? Wenn Du hier festhältst, nicht loslässt, die Situation persönlich nimmst, kann ein tiefes Trauma entstehen, das eine Leere in Dir hinterlässt. Dadurch verlierst Du das Vertrauen in das Leben, was Dich wiederum in Deinen zukünftigen Handlungen zurückhaltend macht.

Solltest Du doch Trauma über Verlust und Veränderung erlebt haben, lass die alten Schmerzmuster los und erlaube Dir, diese zu verarbeiten, sonst wird die Regeneration in Deinem Körper blockiert, da Du nach wie vor im Entstehungszeitpunkt des Traumas hängst. Bei Kindern können übrigens so Wachstumsstörungen und bei Frauen Unfruchtbarkeit auftreten.

Es gehört zu den größten Freiheiten, das Negative loszulassen, aber auch das Positive, wenn es nicht mehr da ist. Stell Dir einfach mal die Summe des Schmerzes vor, wenn eine Verletzung, die Du erlebt hast, vielleicht eine Viertelstunde gedauert hat. Vierzig Jahre später, jeden Tag eine Stunde daran gedacht, wurde die Verletzung dann 14.600 Stunden von Dir selbst gelebt und festgehalten. Dadurch ist sie wie eingraviert in Deinem Bewusstsein und Deiner Identität, wie Du Dich selbst siehst. Veränderungen werden schwerer, wenn negative Momente in uns eingraviert sind. Entscheide Dich heute noch für die Freiheit davon und vergib Dir für die Zeit, die Du weiterhin darin verbracht hast. Und dann vergib dem Auslöser des Schmerzes. Nur so entsteht die Freiheit, die Du Dir so sehr wünschst. Glaube nicht, dass das schwer geht, das kann ganz leicht sein, wenn Du Dir Deine Freiheit wert bist.

Verstehe, dass alles Leben in einem Zyklus von Empfangen und Gehenlassen passiert. Nichts ist für die Ewigkeit. Wenn Du den Augenblick genießt, tief im Hier und Jetzt verankert bist, voller Dankbarkeit, wird dieser zur Ewigkeit. Dann gibt es kein Gestern und kein Morgen und Du wirst alles in Deinem Herzen tragen. So bleibst Du frei von Trauma und Schmerz.

DIE SUCHT NACH DRAMA UMWANDELN

Der Mensch ist süchtig nach Drama, und das schauen wir uns jetzt einmal auf der Zellebene an: Wir haben Rezeptoren an unseren Zellen. Jeder Rezeptor kann eine bestimmte Frequenz aufnehmen. Auf einer psycho-emotionalen Ebene erleben wir Freude, Leichtigkeit, Lust genauso wie Verärgerung, Wut und Frust. Neu geboren sind wir normalerweise ein Ausdruck voller Lebensfreude und genau damit werden unsere Rezeptoren bedient. Um sich lebendig zu fühlen, versuchen wir also, immer wieder in das Gefühl der Lebensfreude hineinzugehen. Doch das geht auch andersrum.

Wenn wir regelmäßig in ein bestimmtes Drama hineingehen, bilden sich zusätzliche, neuartige Rezeptoren an den Zellen, die mit der entsprechenden Drama-Emotion bedient werden wollen. Passiert das dann nicht, fühlt sich die Zelle nicht erfüllt, nicht lebendig. Sie schreit geradezu nach dem gewohnten Drama. Es ist der Körper, der danach verlangt und süchtig danach ist, nicht der Geist. Diese Rezeptoren wieder abzubauen, braucht eine Weile.

Eine andere Möglichkeit ist, die Rezeptoren auf eine andere Schwingung umzuprogrammieren und vom Drama weg in zusätzliche Freude und Leichtigkeit zu trainieren. Dann werden wir süchtig nach Freude und Leichtigkeit. Keine schlechte Sache, oder? Doch Vorsicht – auch hier: Balance ist alles! Überschwängliche, überkandidelte Freude kann zu Herzthemen führen.

Wenn Menschen das Loslassen schwerfällt, erleben sie oft rheumatische Beschwerden und Probleme mit ihrem Darm, insbesondere in Form von Blähungen und Verstopfung. Es können auch Dünndarmprobleme entstehen sowie Unfruchtbarkeit, eine verhinderte Regeneration nach Verletzungen und Überanstrengung, und auch Wachstumsstörungen. Gerade bei Kindern sind letztere ein wichtiges Thema. Wenn sie nicht lernen loszulassen, kann es sein, dass sie klein bleiben. Wenn Kinder schon früh das Loslassen lernen, dann kann sich ihr Körper frei entwickeln. Nichts wird einengen und eine Expansion nach außen, auch auf körperlicher Ebene, wird sich in natürlicher Form kraftvoll ergeben.

Das zeigt sich auch über die Lymphe und unseren Wasserkreislauf. Die Lymphe transportiert die Schlacken aus den Zellen. Hast Du zu wenig Wasser im Körper und das Wasser ist nicht über die Lymphe im Kreislauf, kannst Du nicht richtig entgiften. Kannst Du nicht loslassen, speicherst Du auch Deine Schlacken und Gifte weiterhin in Deinem Körper, wo sie dann zu größeren körperlichen Problemen führen können. Ist die Lymphe nicht in Ordnung, kann der ganze Körper nicht mehr richtig funktionieren.

Ist der zwölfte Brustwirbel blockiert, ist zumeist das ganze System beeinflusst. Daher ist es so wichtig, dass Du Dich über Neuanfänge freust und sie anders zu sehen lernst: »Mein Leben ist jeden Tag neu. Ich beginne jeden Tag voller Freude und öffne mich für den Tag. Ich bin gespannt, was er für mich bereithält. Das Leben ist freundlich zu mir. Das Leben mag mich und ich mag das Leben.«

Spiegelübung: Aura-Sehen

Hier ist eine Übung für Dich, die Dich darin unterstützt, mehr Selbstakzeptanz zu erlernen.

Setze Dich vor einen Spiegel. Der Abstand zwischen Deinen Knien und dem Spiegel sollte etwa 50 Zentimeter betragen. Schaue im Spiegelbild in eines Deiner Augen und verlagere dann Deinen Fokus hinter das Auge, hinter Deinen Kopf. Man nennt dies den ›weichen Blick‹.

Irgendwann wirst Du merken, dass Du Deine Aura siehst. Es beginnt mit einer dünnen Schicht, die sich um den Körper herum befindet. Wenn Du den Blick über längere Zeit hältst, kann es sein, dass eine weitere Auraschicht in einer anderen Farbe auftaucht – und irgendwann vielleicht das ganze Spektrum. Das hängt auch davon ab, wie viel Zeit Du Dir für diese Übung gibst. Wahrscheinlich wirst Du spüren, dass Du Dich selbst mit mehr Liebe und Freude betrachtest.

Erschrick nicht, wenn Du während der Spiegelübung plötzlich ein anderes Gesicht siehst – wenn beispielsweise aus einer Frau, die in den Spiegel schaut, im Spiegelbild ein Mann mit Bart wird. Das sind Gesichter Deiner multidimensionalen, parallelen Inkarnationen. Es ist auch möglich, dass Dir ein nicht-humanoides Gesicht entgegenblickt. Betrachte einfach und lerne, Dir selbst voller Liebe zu begegnen. Wenn wir beginnen, unsere Aura zu sehen, nehmen wir oft einen komplett neuen Standpunkt uns selbst gegenüber ein.

Hier noch eine Hilfestellung zum ›weichen Blick‹. Solltest Du nicht genau wissen, was zu tun ist, versuche Folgendes. Halte Dir Deine gespreizte Hand vors Gesicht. Klappe dabei den Daumen ein, sodass nur Deine vier weiteren Finger zu sehen sind. Wenn Du Deinen Blick hinter den Fingern fokussierst, wirst Du feststellen, dass Du fünf oder mehr Finger siehst. Das ist der ›weiche Blick‹.

Wenn Du weiter in der Wahrnehmung gehen möchtest,

kannst Du Dich jetzt noch drauf einlassen, nicht mehr von innen nach außen zu sehen, sondern das Außen nach innen hereinzunehmen. Das geht ganz einfach, indem Du den Menschen, der Natur, den Gegenständen, dem Licht, dem Leben den Raum gibst, in Dich aufgenommen zu werden. Dadurch schwindet das Ego und Du beginnst, Dich in einem größeren Kontext mit dem Wunder der Schöpfung zu vereinen. Du wirst spüren, wie alles im Einklang ist und Deinen Körper mit Licht fluten. Hab auch keine Angst, dass etwas Negatives hineinkommt. Gib Dir einfach den Impuls, die Harmonie und die Liebe des Lebens in Dich aufzunehmen. Deine Augen sind ein Tor, das direkt zum Herzen führt. Mach es ganz weit auf.

Übung: Lichtmeditation

In der Lichtmeditation geht es darum, dass wir aus unseren Handflächen und Fußsohlen sämtlichen Stress herausfließen lassen. Hier ist eine kurze Zusammenfassung dessen, wozu ich Dich gleich einladen werde.

Wir stellen uns einen kleinen Stern über unserem Scheitel vor, der flüssiges, goldenes, göttliches Licht in unseren Körper fließen lässt. Alle Organe werden geflutet und der Stress fließt wie eine zähe, braune Masse aus den Handflächen und Fußsohlen heraus und in Mutter Erde hinein, die ihn transformiert. Im Salz der Erde löst sich die bioplasmische Materie, die Deinen Körper und Dein Bewusstsein sowie Dein Energiefeld belastet, auf, und kann dadurch wieder als reine Energie verwendet werden. Es entsteht eine tiefe Ruhe. Dein

Körper entspannt sich und entstresst. Und hier nun die Lichtmeditation:

> Schließe Deine Augen und beobachte Deinen Atem. Stelle Dir dann vor, wie ein kleiner, ganz heller, leuchtend weißer Stern direkt oberhalb Deines Scheitels in dem Raum ist, in Dem Du Dich gerade aufhältst. Gib dem weißen Stern Deine volle Aufmerksamkeit. Dieser kleine, helle, weiße Stern strahlt ein ganz helles, flüssiges, leuchtendes, göttliches Licht durch Deinen Scheitelpunkt, Deine Fontanelle, direkt in Deinen Kopfraum hinein.
>
> Immer mehr von diesem flüssigen, göttlichen Licht fließt nun in Deinen Kopfraum hinein, der es wie ein Schwamm aufnimmt. Jede Zelle Deines Gehirns, Deines Kopfzentrums, wird von diesem göttlichen, weißen, flüssigen Licht durchflutet, das der kleine Stern über Deinem Kopf abstrahlt. Dein ganzer Körper und Dein Bewusstsein werden ganz leicht und lebendig. Immer mehr und mehr dieses göttlichen, flüssigen Lichts fließt direkt in Deinen Kopfraum hinein und im Inneren Deines Kopfes wird es ganz warm, leicht und lebendig.
>
> Dieses Licht beginnt nun, über Deinen Hals in Deinen Körper hineinzufließen. Es schwemmt all den festgesetzten Stress, die Unannehmlichkeiten, die Belastungen in Form einer braunen, zähen Masse aus Deinen Handflächen und Fußsohlen hinaus.

Das Licht fließt jetzt in Deine Schultern, Deine Schlüsselbeine, Deinen Hals und Deinen Kehlkopf bis in Deine Schilddrüse. Die Strukturen um Deine Schilddrüse werden ganz warm, leicht und lebendig.

Nun fließt das Licht weiter hinunter in Deinen Körper, direkt in Dein Herz und Deine Lungenflügel hinein. Herz und Lunge werden ganz warm, leicht und lebendig.

Immer mehr und mehr dieses göttlichen, flüssigen Lichtes, das der kleine Stern über Deinem Kopf abstrahlt, fließt direkt über Deinen Kopfraum in Deinen Körper hinein und beginnt nun, Deinen Magen zu fluten. Jede einzelne Zelle Deines Magens, Deiner Gallenblase, Deiner Bauchspeicheldrüse und Deines Dünndarms werden mit diesem göttlichen Licht geflutet. All diese Organe werden ganz leicht, warm und lebendig.

Und immer mehr dieses flüssigen, göttlichen Lichtes fließt direkt in Deinen Dickdarm hinein. Es flutet Deine Nieren, Deine Nebennieren, Deine Leber und Deine Milz. All diese Organe werden ganz warm, leicht und lebendig.

Jetzt fließt dieses flüssige, göttliche Licht, das der kleine Stern abstrahlt, direkt in Deine Fortpflanzungsorgane und Muskelstrukturen hinein. Es füllt Dein Becken vollständig auf. Dein ganzes Becken ist jetzt geflutet von diesem göttlichen, weißen, flüssigen Licht und es fühlt sich ganz warm, leicht und lebendig an.

Und auch weiterhin drückt dieses flüssige Licht all den Stress und all die Belastungen wie eine zähe, braune Masse aus Deinen Handflächen und Fußsohlen und Du vertraust sie Mutter Erde an, die sie über ihre eigenen Salze in neutrale Energie verwandelt.

Das Licht fließt nun in Deine Arme, in Deine Oberarme, Ellenbogen und Unterarme bis in Deine Handgelenke, Handflächen und Fingerspitzen. Deine Hände und Arme sind ganz leicht, warm und lebendig.

Spüre jetzt, wie das Licht durch Deine Beine, Oberschenkel, Knie, Unterschenkel, Waden, Schienbeine, und Fußknöchel bis in den Spann, die Fußsohlen, die Fersen und die Zehen fließt und den ganzen Rest des Stresses und der Belastungen aus den Fußsohlen herausdrückt.

Nun ist Dein ganzer Körper von diesem göttlichen, flüssigen, weißen Licht geflutet. Von unserem Scheitelpunkt fließt dieses Licht wie ein niemals endender Energiestrom durch Deinen Körper hindurch und reinigt ihn von allen Belastungen.

Bedanke Dich nun bei diesem kleinen weißen Stern für das Licht und öffne Deine Herzenstore ganz weit.

Wünsche allen Wesen, jeglicher Form von Bewusstsein, dass sie glücklich sind.

Lass zum Schluss tiefe Wurzeln in die Erde wachsen. Erde Dich als reines Licht – als das, was Du bist – über das Steißbein und die Fußsohlen und sei dankbar für die Möglichkeiten, die Du erfährst.

Sprich die folgenden beiden Sätze dreimal hintereinander: »Ich liebe mich und ich sorge gut für mich. Ich bin durchflutet von flüssigem, göttlichem, weißem Licht.«

Öffne nun mit einem dankbaren Lächeln die Augen.

Nachher-Check

Nimm nun wieder Kontakt mit Dir auf:

- Wie geht es Dir nun?
- Wie fühlt sich Dein Gemüt jetzt an?
- Wie frei ist Deine Atmung?

Kapitel 5

Die Lenden-wirbelsäule

Ahnungslos süchtig

Da steht er da, mein Freund Uli, seines Zeichens Heilpraktiker und hochbegabter Reisender in Sachen Außerkörperlichkeit. Er grinst und er fragt nicht, nein er sagt es so, dass es ein Statement ist. Eine klare Aussage, ein Fakt und das ohne, dass ich ihm vorher etwas gesagt hatte:

»Na, hast'ne Hämorrhoide.«

Ich: »Scheiße, ja.«

Uli: »Und was machst Du anders?«

Ich: »Bin grad überwiegend vegetarisch unterwegs. Seit dem Jakobsweg (also seit etwa vier Monaten) habe ich kein Fleisch mehr gegessen, mal ein Fischlein, hauptsächlich Rohkost. Nur meine Schokolade, oder so ein Kekslein, auf das will ich als Nachtischlein nicht verzichten, die sind ein Must Have – wenn ich das nicht kriege, werde ich brummig. Komisch auch, dass mir immer wieder einmal ein wenig schwindelig ist. Manchmal habe ich Kopfschmerzen und bin wie verkatert.«

Da grinst er noch mehr – und dann kommt es echt dick: »Du bist ein Alkoholiker.«

Ich: »Hey Uli, du kennst mich. Ich trinke ein, zweimal im Jahr ein Schlückchen, da ich ja weiß, dass es mir nicht guttut und das dann mal zum Anstoßen auf irgendeinem Event.«

Uli: »Nein mein Lieber, das funktioniert anders. Durch den Zucker, den Du Dir nach Deiner Rohkost zuführst, gärt diese dann in Deinem Darm, das erzeugt Alkohol und den will Dein Körper jetzt regelmäßig. Deine Leber packt's nicht mehr – also bildet Dein Körper eine Hämorrhoide aus. Wenn Du so weiter machst, hast Du irgendwann eine Leberzirrhose. Was glaubst denn Du, wie viele Leute daran jedes Jahr sterben und es nicht schnallen. Das geht schon mit einem Apfel vorm ins Bett gehen. Dann doch lieber einen Absacker.«

Autsch – nicht gut.

Die Hämorrhoide, die war schwups wieder weg, nachdem ich meine Ernährung wieder auf ›Allesfresser‹ und alle Zubereitungsarten umgestellt hatte. Das heißt, von allem ein wenig und von nichts zu viel.

In diesem Kapitel geht es nun um die Lendenwirbelsäule und die ihnen zugeordneten Emotionen. Was meine Geschichte von den Hämorrhoiden hiermit zu tun hat, wirst Du im Abschnitt über den fünften Lendenwirbel erfahren.

Die Lendenwirbelsäule ist unsere Basis, sie steht für unsere Grundbedürfnisse. Ist sie frei, fühlen wir uns geschützt, genährt und getragen und wissen, dass allzeit gut für uns gesorgt ist. Wir empfinden Stabilität und Urvertrauen. Fühlen wir uns aber nicht geschützt, genährt und getragen, geraten wir schnell in einen inneren Konflikt und Überlebenskampf, wodurch sich unsere Lendenwirbelsäule verschieben kann.

Bevor Du weiterliest, geh erst einmal wieder in Kontakt mit Deinem Körper und spüre in Dich hinein. Nimm Deine Atmung wahr, Deine Schultern, Arme und Deinen Nacken.

- Wie fühlst Du Dich? Wie geht es Deinem Körper?
- Wie fühlt sich Dein Bewusstsein an?
- Stehst Du stabil?

Wiederhole die Übung aus dem letzten Kapitel: Lege die linke Hand aufs rechte Knie und dreh Dich über Deine rechte Schulter nach hinten. Wiederhole das Ganze dann auf der anderen Seite. Mach einen Katzenbuckel und strecke Dich anschließend ins Hohlkreuz. Wie gut gehen diese Bewegungen?

Der erste Lendenwirbel

Angst vor Neuem, Festhalten, Loslassen

Der erste Lendenwirbel ist thematisch mit dem zwölften Brustwirbel verbunden. Wir haben es bei beiden mit der Angst vor Neuem und dem Loslassen von Altem zu tun. Die Auswirkungen auf der körperlichen Ebene sind beim ersten Lendenwirbel jedoch anders: Ist er aus dem Gleichgewicht, kann dies zu Dickdarm-Störungen, Schmerzen in der Leiste und Kopfschmerzen führen.

Ein falsches Verhalten Dir selbst gegenüber kann ebenfalls dafür sorgen, dass sich der erste Lendenwirbel verspannt. Diese Reaktionen des Körpers gehen immer von beiden Seiten aus. Entweder Du machst etwas falsch und der Muskel-Skelett-Apparat reagiert mit Spannungen oder Du hast eine Spannung durch Stress, eine Emotion oder eine Verletzung und der Rest des Körpers wird dann noch in ein weiteres Stress- und Leidensmuster geleitet. Nehmen wir an, jemand hat Angst in Verbindung mit Schmerz in der Leiste erlebt. Wird die Angst nicht aus dem Leistenbereich gelöst, kann es sein, dass bei erneutem Leistenschmerz die Angst wieder ausgelöst wird. Dies kann aber auch genau anders herum stattfinden. Wird dieselbe Angst wieder getriggert, kann sie den ursprünglichen körperlichen Schmerz in der Leiste erneut hervorrufen.

Loslassen-Können ist somit essenziell, denn andernfalls sperrst Du Dich gegen den sich in ständiger Bewegung befindenden Zyklus des Lebens. Menschen, Situationen, Jobs, Geld und Vieles mehr kommt und geht. Kannst Du Dich für den Rhythmus des Lebens öffnen, in dem so viel Kraft steckt?

Besonders herausfordernd ist das Loslassen bei Verlust durch den Tod. Wenn wir einen uns nahestehenden Menschen verlieren, ist das zweifelsfrei tragisch. Es ist sehr wichtig, durch den Prozess der Trauer zu gehen und ihn dann aber auch mit der Phase der Akzeptanz abzuschließen. Wir können die geliebte Person und das, was sie in ihrer Freude und Kraft ausgemacht hat, in unserem Herzen tragen. Es ist möglich, in energetisch-geistiger Verbindung zu bleiben und uns gleichzeitig wieder dem Leben zu öffnen.

Der zweite Lendenwirbel

Verkrampfung, Panik, Versagensängste

Beim zweiten Lendenwirbel geht es um das Thema Verkrampfungen und allgemein die Themen des Festhaltens, des Loslassens und einen eventuell damit einhergehenden Kontrollverlust über Deinen Darm bei Zuständen der Angst, Panik oder des Feststeckens im Leben. Gleichzeitig können bei einem unausgeglichenen zweiten Lendenwirbel Blinddarmprobleme, Bauchkrämpfe, Übersäuerung und Krampfadern entstehen, weil die ganze Kommunikation im Bauchraum gestört ist. Auch Trauer und Traurigkeit beeinflussen den zweiten Lendenwirbel, da bei diesen Emotionen ganz wenig oder gar keine Lebensenergie (Chi) in den Körper fließt.

Stelle Dir die folgenden Fragen:

- Wann verkrampfst Du Dich?
- Wie sehr macht Deine Muskulatur zu?
- Hast Du irrationale, belastende Panikgefühle?
- Welche Situationen triggern die Panik in Dir?

Es gilt hier, zwischen Angst und Panik zu unterscheiden. Angst ist in ihrer ursprünglichen Form etwas Instinktives, ein Schutzmechanismus, etwas, das uns zurückhält. Sie gibt uns das Signal, dass irgendetwas nicht stimmt und sorgt dafür, dass sich alles in uns zusammenzieht. Angst kann auch antrainiert werden, aber in ihrem Ursprung ist sie etwas, was uns beschützt.

Panik hingegen ist etwas Mentales, das über den Geist gesteuert wird. Sie ist etwas Irrationales, weil sie aufgrund von Gedanken und Vorstellungen verursacht wird, die manchmal von ganz allein und unbewusst in uns ablaufen. Diese Vorstellungen sorgen dann dafür, dass wir uns vor einem bestimmten Moment, einer bestimmten Situation oder dem Leben allgemein so stark fürchten, dass wir in einen schwer beherrschbaren oder unkontrollierbaren Zustand geraten.

Mach Dir immer wieder Deine Unendlichkeit bewusst. Du existierst seit dem Anbeginn der Zeit als reines, göttliches Bewusstsein. Zwischendurch bewohnst Du dann immer mal wieder einen Körper, um Dich zum Ausdruck zu bringen und Erfahrungen zu sammeln. Du bist reines Bewusstsein mit einem Körper, nicht ein Körper mit Bewusstsein. Mit Deinem authentischen Sein bereicherst Du das Kollektiv und bist jedem anderen Menschen und jedem anderen Wesen gleichwertig. Verbiege Dich nicht. Du brauchst einfach nur der Mensch zu sein, der Du bist und das Beste geben, das gerade in diesem Moment möglich ist. Heute einmal mehr, morgen einmal ein bisschen weniger, doch einfach immer das Beste. So lösen sich Panik- und Versagensprobleme dann auch auf.

Das Ablösen von Angst

Eine Angst kannst Du sehr gut ablösen. Hierzu sind zwei, maximal drei Schritte nötig.

Zuerst gilt es, das Gefühl zu finden, wie sich Stress in Deinem System und Leben auf einer körperlichen und emotionalen Ebene ausdrückt – beispielsweise in Form von Enge im Brustkorb, Atemnot, einem Zusammenziehen, einem Knoten im Hals oder Magen oder als Schwabbelknie. Es kann sogar sein, dass Du dieses Gefühl bereits erstmalig im Mutterleib von Deiner Mutter übertragen bekommen hast. Was auch immer Du angelegt hast, lass Dir über Deine inneren Erinnerungen zeigen, wie und was passiert ist und lass es dann los. Dieses Gefühl ist eine abgespeicherte Reaktion auf einen entsprechenden Stress, das bis dahin mit Angst noch nichts zu tun hatte, sondern nur rein gespürt wurde. Genau hier gilt es anzusetzen und gerade dieses Gefühl loszulassen. In dem Augenblick, in dem der Körper diese Memory-Funktion nicht mehr hat, kannst Du bereits mutiger durch Dein Leben gehen und Dich den Situationen des Alltags leichter stellen.

Der zweite Schritt ist dann das Finden des ersten Moments, in dem Du wirklich Angst hattest und in dem dieses Ereignis mit der Emotion der Angst gekoppelt wurde. Wenn Du das noch weißt, gilt es nun, auch dieses Ereignis freizusetzen und als erledigt abzuspeichern. Das geht sehr gut über Selbstvergebung und die Akzeptanz, dass Du Dich zu dem jeweiligen Moment am jeweiligen Ort befunden hast, sodass passieren konnte, was passiert ist.

Sollte eine körperliche Einwirkung bei dem Ereignis geschehen sein, gib den Impuls, dass sich das gleichzeitig aus dem Gewebe und den feinstofflichen Schichten herauslöst. Vertraue, lass los, gerne über Ausatmen – Ausatmen ist Loslassen, Entspannung, Freisetzen. Und dann ist gut.

Über dieses Buch wie meine Kurse passiert dieser Prozess meistens automatisch, das ist im Feld von *Zurück zum Ursprung* verankert. Oft berichten Kurs- und Seminar-Teilnehmer, dass sie sich danach nicht mal mehr an den vorigen Zustand erinnern können.

Unsere Lendenwirbelsäule hat großen Einfluss auf unseren Darm – bei Angst haben wir sprichwörtlich die ›Hosen voll‹. Damit unser Darm entspannt arbeiten kann, müssen wir dafür sorgen, dass unsere Lendenwirbelsäule so frei wie möglich ist. Ist der Darm gesund, ist der Mensch gesund. Oft leidet insbesondere der Blinddarm unter einem verschobenen zweiten Lendenwirbel. Der Blinddarm und sein anhängender Wurmfortsatz sind wichtige Teile Deines Systems, da sie die Funktion einer Vorratskammer für unsere körpereigenen Probiotika innehaben. Probiotika sind symbiotische Keime, die Deine Verdauung unterstützen. Hamsterst Du, aus Angst morgen nicht genug zu haben, bleibt etwas in Deinem Blinddarm und Deinem Wurmfortsatz zurück, dass dann vermodert und Entzündungen auslöst.

Sollten sich Verkrampfungen im Darm und der allgemeinen Muskulatur nicht lösen, lass einmal überprüfen, ob Dein Körper auf eine eventuelle Tetanus-Schutzimpfung, die ja über abgeschwächte Erreger arbeitet, reagiert hat und dadurch Deine Muskulatur infolgedessen immer wieder verkrampft. Dann kann es Dir passieren, dass selbst nach einer Entspannungsbehandlung wie einer Massage oder einer Physiotherapiesitzung Deine Muskulatur schnell wieder zumacht. Checken lassen kannst Du das bei einem geeigneten Heilpraktiker oder Arzt, der Dir dann auch entsprechende Homöopathika geben kann, die das Muster lösen.

Der dritte Lendenwirbel

Sexualität, Trägheit

Die Lendenwirbel drei bis fünf stehen stark in Zusammenhang mit unserer Sexualität. Hier sitzt auch ein Teil unseres Instinkts und unserer Intuition. Aus der Sexualenergie werden unsere Emotionen im Körper geformt. Wenn eine negative Emotion stattfindet, beginnt die Verspannung im Kiefer (siehe auch Einleitung), die dann bis ins Iliosakralgelenk und in den Beckenbereich wirkt. Die Schwingung der Emotion kommt jedoch tief aus dem Bauchraum und zeigt sich dann oft als Stress, Panik und in Form von Ängsten.

Ist der dritte Lendenwirbel aus der Balance, ergeben sich oft Sexualprobleme, Menstruations- und Schwangerschaftsbeschwerden, Knie- und Blasenprobleme – es gibt eine Korrelation zwischen Blase und Knie – und Trägheit in der Verdauung. Hier spielt mit hinein, wie Du die Eindrücke Deines Alltags verdaust, denn auch dafür ist Dein Magen-Darm-Trakt da. Brauchst Du lange zum Verarbeiten Deiner Erlebnisse, ist es in der Regel so, dass auch die Nahrungsverwertung viel Zeit braucht.

Wie ist das bei Dir? Neigst Du zu Verstopfung, weil Du alles in Dich hineinfrisst und voll bist mit dem, was Du selbst gestaltet hast und dem, was das Außen Dir zeigt? Bist Du jemand, der sammelt und nichts hergibt, vielleicht noch das letzte Quäntchen überall rausdrückt? Oder teilst Du gerne? Lässt andere an Deinem Reichtum teilhaben? Oder aber fällt Deine Nahrung durch Dich durch, weil Du das, was Du erlebt hast, nicht bei Dir halten willst und es wieder aus Dir raus haben möchtest? Wenn Du solche Darmthemen hast, spüre mal rein, wo ›die Kacke hängt‹. Welche Eindrücke tun Dir im Alltag nicht gut und welche Themen des Haltens und Loslassens sind in Deinem Leben noch aktiv – mal abgesehen davon, was Du isst?

Weitere spezifische Themen des dritten Lendenwirbels sind bei Männern Impotenz und Probleme mit der Prostata und den Hoden. Bei Frauen sind es PMS (Prämenstruelles Syndrom), Schwangerschaftsstörungen, Menstruationsbeschwerden, Fehlgeburten, Eierstock-Probleme und Schwierigkeiten mit den Wechseljahren.

Spüre einmal in Dich hinein:

- Wie viel Geborgenheit hast Du in Deinem Leben erlebt?
- Wie viele Schuldgefühle trägst Du?
- Wie gehst Du mit Deiner Sexualität um?

Viele Menschen in unserer Gesellschaft haben nicht gelernt, wie sie am besten mit ihrer Sexualität leben und die damit verbundene Energie in ihrem Körper steuern können. Sie fühlen sich nicht wirklich verankert und stark in ihrem Frau- oder Mann-Sein und leben nicht die Energie ihres Geschlechts.

Unsere Sexualenergie ist unsere Ursprungsenergie, unser uns durchflutendes Licht des Lebens. Das Prinzip der Sexualität hat uns geholfen, uns zu verfleischlichen, uns also in dieses Leben mit diesem Körper hineinzubegeben. In unserer Gesellschaft ist die Sexualität oft mit einem starken Tabu belegt, da in ihr unsere Hauptenergie und unsere Kreativität stecken. Das System (Kirche, Staat usw.) hat größtes Interesse, diese Energie bestmöglich zu kontrollieren. In der Sexualenergie liegt der Kontakt zum Ursprung, das Licht, Dein Sein, die größte Kraft in diesem Universum und vor allem Deine größte Freiheit. Eine Einschränkung Deiner Sexualenergie schwächt Dich energetisch und sorgt gleichzeitig für eine Fremdsteuerung durch eine Instanz außerhalb von Dir – wie System, Kirche, Staat, Familie usw. Du bist jedoch ein freies, göttliches Wesen und unterliegst nur den göttlichen

Regeln. Mit Liebe zum Leben und im achtsamen Umgang mit allem Leben kannst Du im Prinzip alles tun.

Im Bauchraum, unterhalb des Nabels, befindet sich unser Sexualzentrum. Unser Sexualchakra wiederum sitzt, den stehenden Menschen betrachtend, oben auf Deinem Perineum im Inneren Deines Körpers. Das Perineum, auch Damm genannt, ist bei den Männern zwischen Hoden und After und bei den Frauen zwischen Scheide und After. Auf der unteren Seite des Dammes, außerhalb Deines Körpers befindet sich Dein Wurzelchakra. In meiner Wahrnehmung ist das Sexualzentrum der Hort der Sexualenergie und das Sexualchakra das Eintrittsportal der Sexualenergie in den Energiekörper. Die Sexualenergie fließt über das Sexualchakra in das Sexualzentrum, von wo aus die Energie dann im Körper verteilt wird.

Im Sexualzentrum entstehen unsere Emotionen. Die Sexualenergie kommt, wie beschrieben, durch das Sexualchakra in den Körper hinein und je nachdem, wie wir gerade drauf sind, bilden sich Emotionen. Wenn wir im Frieden bei uns bleiben können, ohne dass Emotionen entstehen, also in einer bewertungsfreien Zone sind, dann können wir die Sexualenergie in die gewünschte Form bzw. Emotion bringen und dorthin leiten, wo wir sie haben wollen, sie nutzen oder einfach damit spielen. Die Sexualenergie ist grundsätzlich voller Leichtigkeit, Freude und Spiel. Wir empfinden sie jedoch oft als sehr heftig und dramatisch, was mit den Erlebnissen, Erfahrungen und Emotionen unserer Sexualität zu tun hat, die wir im Laufe unseres Lebens gesammelt haben.

Der vierte Lendenwirbel

Geborgenheit, Schuldgefühle

Im emotionalen Bereich haben wir beim vierten Lendenwirbel dieselben Themen wie beim dritten. Auf der körperlichen Ebene hingegen kann sich eine Unausgeglichenheit im vierten Lendenwirbel als Hexenschuss oder Ischias-Beschwerden zeigen, weil die Stabilität fehlt und die Person im Beckenbereich einknickt. Auch hier können Sexualprobleme, häufiges Wasserlassen und Trägheit in der Verdauung auftreten.

Kaiserschnitt

Wenn ein Kaiserschnitt zu tief geht, wird oft der sich in diesem Körperbereich befindende Nadi, ein Energiekanal im Energiekörper, mit durchgeschnitten. Nadis und Meridiane können leicht verletzt oder auch durchtrennt werden, da sie tief mit der körperlichen Ebene verbunden sind. Dies hat vielfach zur Folge, dass die betreffende Frau irgendwann leicht nach vorne knickt, weil ihr die Kraft zur Aufrichtung in der Körpermitte fehlt.

Hier kannst Du Dir selbst helfen, indem Du in Deiner Matrix die Narbe und damit die dazugehörige Information entfernst. Geh einfach in den Zeitraum vor der Entstehung der Narbe und suche einen Moment heraus, in dem Du Dich glücklich gefühlt hast. Wenn Du Dein Fotoalbum durchschaust, wirst Du sicher solch einen Augenblick finden. Verbinde Dich dann auf der Gefühlsebene vollkommen mit diesem Moment und lass die Energie ganz sanft durch Dich durchgehen – mit dem Bewusstsein, dass alle Narben, die später entstanden sind, nicht existieren.

Schmerzende Gesässmuskulatur

Auch eine schmerzende Gesäßmuskulatur steht oftmals in Zusammenhang mit dem vierten Lendenwirbel. Das Sexualchakra nährt, gemeinsam mit dem Wurzelchakra, die Strukturen der Muskeln im Bereich des unteren Bauches, des Pos und der Beine. Wenn die beiden Chakren nicht in ausreichender Menge Energie liefern, ist die benötigte Kraft im Körper nicht da. Lösen wir die zugehörigen negativen Emotionen (siehe 3. Lendenwirbel) und gleichzeitig die Themen Urvertrauen (Wurzelchakra) und Grundbedürfnisse (Sexualchakra) ab, helfen wir unserem Energiesystem und somit auch den Chakren, wieder in die Balance zu kommen. Der Mehrwert an Energie sorgt dann auch dafür, dass wieder genügend Kraft und Ausgleichsfähigkeit die Muskulatur öffnet und entspannt.

Häufiges Wasserlassen

Dieser Mangel an Energie sorgt auch oft dafür, dass ein häufiges Wasserlassen notwendig wird. Wie kommt das?

Die Blase ist, gemessen am Energieverbrauch der Organe, der kleinste Verbraucher in unserem Körper. Sie benötigt Energie zum Halten des Urins. Wenn nun die anderen Organe, ein geistig-emotionaler Prozess oder starke Konzentration viel Energie brauchen, holen sie sich diese von der Blase und wir müssen zur Toilette – egal, ob unsere Blase wenig oder stark gefüllt ist. Das kommt daher, dass die Blase nur dann, wenn sie komplett geleert ist, keine Energie verbraucht und sie somit an andere Organe abgeben kann. Wenn Dein Energiesystem gut arbeitet, ist dieses Problem schlichtweg nicht da und Du kannst Dein Wasser gut halten.

Ischias

Hast Du Probleme mit Deinem Ischiasnerv, frag Dich einmal, wie Du Dich selbst in Deiner Sexualität betrachtest und Dich mit dem Leben verbindest. Das Prinzip der Sexualität ist das Prinzip allen Lebens. Alles, was auf dieser Erde lebt, alles, was kreucht und fleucht, ist ein Ergebnis der Sexualenergie.

Sexualenergie ist reines Feuer, Kreativität, unendliches Entstehen. Und somit ist in einem Kreislauf des Lebens, das auf dieser Energie beruht, nichts Schlechtes. Sie ist der Ursprung allen Lebens, auch Dein Ursprung. Begrenzend kann lediglich das sein, was wir über Sexualität (durch Eltern, Schule, Kirche, Dr. Sommer in der Bravo usw.) gelernt haben und wie wir dies dann unreflektiert unser Leben beeinflussen lassen.

Weitere Informationen zum Ischias findest Du auch in Kapitel 7 und 8.

Der fünfte Lendenwirbel

Sexualität, Wadenkrämpfe, kalte Füße

Beim fünften Lendenwirbel geht es um dieselben emotionalen Probleme wie beim dritten und vierten. Auf der körperlichen Ebene zeigen sich hier oft Schwierigkeiten mit den Sprunggelenken und Fußgewölben, außerdem können Wadenkrämpfe, kalte Füße, Hexenschuss sowie Probleme mit dem Enddarm und dem After auftreten. Letzteres führt dann gerne zur Bildung von Hämorrhoiden.

Hämorrhoiden

Ist der fünfte Lendenwirbel nicht in der Balance, ist der Körper nicht in der Lage, die nötige Grundenergie zum Entgiften aufzubauen. Überhaupt geht es hier um das Loslassen und auch Freigeben des Reichtums, den wir uns über die Nahrung zugeführt haben. Lassen wir hier aufgrund von Geiz und Neid nicht los, entsteht ein Stau, der auch zu Verstopfung führen kann.

Ist die Verdauung nicht im Fluss von Aufnahme und Abgabe, belasten die Vorgänge ganz stark die Leber. Wenn diese dann ihre Arbeit der Entgiftung – das ist nur eine der Aufgaben der Leber – nicht mehr optimal verrichten kann, entstehen oft Hämorrhoiden. Aktiv entgiften, um Leber, Gehirn und den Rest des Körpers zu entlasten und zu unterstützen, ist daher eine konstante Aufgabe, die wir in unseren Alltag einbauen müssen.

In meiner Geschichte vom Kapitelanfang ging es darum, dass meine Leber der Aufgabe der Bewältigung und Entgiftung des Alkohols, der über die Verbindung von Rohkost und Zucker entstanden war, nicht mehr gewachsen war und ich dadurch eine Hämorrhoide bekam. Die Umstellung zu normaler Kost hat innerhalb von zwei Tagen dazu geführt, dass die Hämorrhoide sich zurückgebildet hat.

Krämpfe

Solltest Du mit Wadenkrämpfen zu tun haben, achte darauf, dass Du gut mit Wasser und Elektrolyten versorgt bist.

Hexenschuss

Ein Hexenschuss liegt oft daran, dass die Person zu viel oder zu wenig Lebens- bzw. Sexualenergie hat. Der eine bricht zusammen, weil er sich vor Erschöpfung nicht mehr stabil aufrecht halten kann. Der andere hat so ein Übermaß an Energie, dass es ihn durchknallt, da keine Entladung bzw. kein Ausgleich geschieht. So ist der Nerv, der dann den Schmerz auslöst, auch getriggert.

Auch ein verschobenes Iliosakralgelenk kann die Ursache für Hexenschuss sein. Mehr Informationen zum Iliosakralgelenk findest Du in Kapitel 7.

Die Polarität und der innere Ton

Ich wünsche uns allen, dass wir für die Zukunft, auch zum Wohle unserer Kinder, eine andere Initiation in das Mannsein und Frausein finden, sodass wir lernen, unsere Sexualenergie besser steuern zu können.

Naturvölker achten darauf, dass die Polaritäten bei Mann und Frau stimmen. Ein Mann sollte im Herzen seinen Minuspol und im Penis seinen Pluspol haben. Bei der Frau sollte der Minuspol in ihrer Vagina und der Pluspol in den Brüsten sein. In unserer Kultur ist diese Polarität durch verschobene Rollenbilder oft verdreht. Bringst Du Deine Polarität wieder in ihren ursprünglichen Zustand, findet eine Öffnung statt und Du kannst fühlen, wie Du wieder viel mehr in Deinem Körper bist. Lebst Du in einer Partnerschaft, könnte es sein, dass Du das Zusammensein und die Sexualität dadurch ganz anders oder zum ersten Mal wirklich genießen kannst. Bist Du ohne Partner, kann es sein, dass Du jetzt zum ersten Mal jemanden attraktieren kannst, der oder die zu Dir passt. In der Video-Sammlung zu diesem Buch findest Du eine Aufzeichnung zur Ausrichtung der Polarität.

Stimmt Deine Polarität und ist Deine Energie sehr hoch, dann wirst Du in Deinem Kopf, etwa in der Mitte auf einer gedachten Linie zwischen Deinen Ohren, einen sehr hohen Ton hören. Dieser Ton wird von tibetischen Mönchen und anderen Adepten genutzt, um in eine Gamma-Meditation zu gelangen. Ein Kollege von mir vertritt die Meinung, dass dieser hohe Ton unsere Zellfrequenz ist und dass wir nicht krank werden können, wenn wir uns täglich in mehreren kleinen, zeitlichen Häppchen von etwa fünf Minuten insgesamt eine halbe Stunde in ihn hineinsinken lassen. Je höher der Ton ist, desto höher ist der Energiewert unserer Zellfrequenz.

Viele Menschen können diesen Ton nicht hören, entweder, weil seine Frequenz zu niedrig ist oder ihre Wahrnehmung nicht geschult ist – das heißt jedoch nicht, dass er nicht da ist. Eine besonders gute Zeit, um ihn bewusst wahrzunehmen, ist direkt nach dem Aufwachen. Dieser Ton hat übrigens nichts mit einem Tinnitus zu tun.

Nachher-Check

Bewege Dich nun, am Ende des Kapitels, noch einmal ein wenig im Raum.

- Wie viel Stabilität hast Du nun?
- Bist Du geerdeter und sicherer auf den Beinen?
- Fühlst Du Dich im Lot in Deinem Gang?

Leg außerdem ein weiteres Mal die linke Hand aufs rechte Knie und dreh Dich über Deine rechte Schulter nach hinten und wiederhole das Ganze auf der anderen Seite. Mach einen Katzenbuckel und strecke Dich dann ins Hohlkreuz. Wie gut gehen diese Bewegungen jetzt?

Kapitel 6

Das Kreuzbein und das Steissbein

Von dem, der denkt, dass er denkt

Der sagt nie, der Professor Dr. Dr., nie. Boah, da kann ich drauf, sag niemals nie. Du weißt es doch eh nicht. Niemals mehr riechen soll ich.

Okay, da muss ich wohl etwas ausholen. Die Schöpfung, die prüft Dich, dessen sei Dir mal gewiss. Das kann ganz leicht gehen oder Du kriegst ´ne richtige Prüfung.

Ich bin auf jeden Fall auf den Kopf gefallen. Haha, das war nicht witzig. Vom Rad. Blöde Katze, die mir da direkt davor gesprungen ist. Was mit der passiert ist, weiß ich nicht mehr, die war dann weg, meine Brille auch. Und da lag ich dann auf dem Betonweg im Wald. Ich sah nichts mehr – kompletter Blackout. Ich meine, da war alles schwarz, nicht mal Sternchen, für mindestens fünf Minuten. Danach sammelte ich mein Rad ein und ging die letzten 500 Meter bis nach Hause. Dort aß ich dann noch etwas Kleines, das ich mir – mich übergebend – eine Viertelstunde später noch mal durch den Kopf gehen ließ, um daraufhin mit Zweitbrille und Auto ins Krankenhaus zu fahren.

Diagnose: Starke Gehirnerschütterung, leichte Gehirnblutung und Verlust des Geruchsinns durch Abtrennung der Riechkolben. Und dann die Tests, bei Spezialisten, Uniklinik, bis hin zum Herrn Professor Dr. Dr., der dann sagte: »Sie werden nie mehr riechen können. Stellen Sie sich drauf ein.« Ich schaute den nur an und dachte, »das denkst Du«, und in mir klickte was, etwas in mir sagte ganz deutlich: »Na klar riech ich wieder, das entscheide doch ich und ich spüre doch jetzt schon, dass das wieder gehen wird.« Gesagt hab ich ihm das nicht, dem Professor Dr. Dr.. Irgendwie war das nicht wichtig. Wichtig ist und war: Innerhalb von drei Jahren stellte sich mein Geruchssinn wieder vollständig ein.

Warum diese Geschichte?

Niemand kennt Dich. Niemand weiß, wo Du herkommst, wohin Du gehst, welche Herausforderungen Du zu bestehen hast, ob und wie Du diese meisterst, was Dich ausmacht, wie viel Du in Dir trägst. Nur Du – und Du selbst denkst bestimmt, Du kennst Dich. Doch nach Deinem letzten Tod bist Du durch den Schleier des Vergessens gegangen, wurde Dein individuelles Ego-Wissen ausgelöscht und Du kannst Dich an Deine letzten Heldentaten nicht erinnern, um hier dieses Leben jetzt vollkommen neu zu erfahren, Dich neu einzubringen, neu zu entdecken, Dein Schöpfer-/Schöpferinnen-Sein voll auszuleben. Millionen Mal hast Du schon gelebt, hier auf dieser Erde und anderswo. Unaufhaltsam auf Deinem Weg, seit dem Anbeginn der Zeit.

Dein Glaube – an Dich, die Schöpfung, Gott, Göttin, das Universum, eine erschaffende Intelligenz – ist ausschlaggebend für das, was in Deinem Leben geschieht. Dein kulturelles Aufwachsen, die Konditionierungen, Programmierungen und die Domestizierung, durch die Du gelaufen bist, prägen Deine Möglichkeiten. So brauchen wir in der westlich geprägten Welt sechs Wochen für die Heilung eines gebrochenen Knochens, während Aborigines oder Balinesen, die noch voll an ihren Ursprung und die Werte ihres Stammes angebunden sind, dafür gerade mal ein paar Stunden benötigen.

Ein anderes Beispiel sind Träume von und die Sehnsucht nach der Unsterblichkeit, doch unter Unsterblichkeit versteht man nicht, den Körper für immer zur Verfügung zu haben. Unsterblichkeit ist, Dich zu erinnern an Deine vorherigen Leben, anzudocken an Deine Erfahrungen, sie nicht wiederholen zu müssen, reich zu sein an Erlebtem und zu wissen, dass das Rad der Zeit gefühlt sich weiterdreht, unaufhaltsam immer weiter, und gleichzeitig zu begreifen, dass Du entscheiden kannst, wann, wo und wie Du wieder inkarnieren willst. Karma ist Bullshit – fesselt Dich nur dann, wenn Du daran glaubst und dieses Glauben daran geht oft über den Tod hinaus. Karma wird Dir eingetrichtert und ist über die Glaubenssysteme und religiösen Dogmen im Kollektiv verankert. Ob es Dich betrifft, entscheidest Du und nur Du.

Lerne Dich also kennen, jeden Tag ein bisschen mehr. Hab keine Angst vor dem, was Du entdecken wirst. Du bist das lebende Wunder, das sich durch seine Träume, Gefühle und Gedanken jeden Tag, jede Stunde, jeden Moment neu erschafft. Sei liebevoll im Umgang mit Dir, wenn Du einmal einen Fehler gemacht hast, etwas daneben ging oder Du mal daneben warst. Tief in Dir liegt so viel Weisheit, Schönheit, Kraft. Einfach alles, was Du brauchst, um zu bestehen. Dazu brauchst Du Vertrauen, in Dich und das Leben. Dass Du getragen wirst, sogar richtig gehend beflügelt, wenn Du Dir erlaubst, Dich selbst und Deine Liebe authentisch frei zu leben.

In diesem Kapitel beschäftigen wir uns nun mit dem Kreuzbein und dem Steißbein. Das Kreuzbein ist dem Sexualchakra, das Steißbein dem Wurzelchakra zugeordnet. Thematisch geht es hier um Grundbedürfnisse und Urvertrauen.

Nimm erst einmal wieder Kontakt mit Dir auf.

- Wie geht es Dir auf der körperlichen und auf der emotionalen Ebene?
- Wie ist Deine Atmung?
- Sind Dein Kiefer und Deine Schultern entspannt, bist Du aufrecht?

Führe nun folgende Bewegungen aus und fühle, wie sich der Bereich von Steißbein und Kreuzbein anfühlt:

- Setz Dich auf einen Stuhl und beuge Dich nach vorne. Lass Deinen Oberkörper in Richtung Knie nach vorne sinken und spüre, wie viel Spannung sich in Deiner Lendenwirbelsäule und in Kreuz- und Steißbein aufbaut.

- Mach auch noch einmal die Übung aus Kapitel 4, bei der Du Deine linke Hand auf Dein rechtes Knie legst und Dich dann über die rechte Schulter nach hinten drehst – und anschließend anders herum –, um die Rotationsspannungen in Deiner ganzen Wirbelsäule zu spüren.

- Steh dann auf und dreh Dich erst über die eine, dann die andere Schulter nach hinten, wobei Deine Füße fest auf dem Boden stehen und sich nicht bewegen. Auch hier: Wie frei bist Du in der Rotation?

- Zieh, ebenfalls im Stehen, das linke Bein hoch und drücke mit der linken Hand auf Dein Knie. Wiederhole dies auf der rechten Seite. Spüre Deine Kraft, Deine Balancefähigkeit, Dein Equilibrium. Solltest Du diese Übung im Stehen nicht ausführen können, kannst Du Dich gerne dabei setzen. Nimm Dir Zeit, Dich zu fühlen. Du wirst dadurch präsenter und Dein Körper bekommt mehr Energie.

Bist Du schon einmal auf den Bereich Deines Kreuz- und Steißbeins gefallen und wenn ja, wie oft und wie heftig? Hast Du bei solch einer Verletzung erlebt, dass ein starker Schmerz Deine ganze Wirbelsäule hinaufging und Du seitdem nicht mehr dieselbe Flexibilität und Kraft in Dir hast? Dann beobachte jetzt gut, lass Dich ein und vergiss jede Kontrolle, denn durch die Auseinandersetzung mit diesem Kapitel kann sich dies wieder vollkommen ändern.

Probleme mit dem Kreuz- und Steißbein entstehen auch durch ungute Angewohnheiten. Sitzt Du gerne mit überschlagenen Beinen? Die Problematik, die sich hier ergeben kann, ist, dass sich dadurch Kreuzbein und Hüfte verschieben, da wir zumeist immer dasselbe Bein über das andere legen. Solch eine Verschiebung passiert auch, wenn Du viel Autofahren musst und möglicherweise auch noch, wie ich früher, den Geldbeutel in einer der hinteren Hosentaschen trägst. Achte, wenn Du Dich hier angesprochen fühlst, für Ausgeglichenheit. Stell beim Sitzen beide Beine auf dem Boden ab und nimm beim Autofahren alles aus den hinteren Taschen raus. Das hilft ungemein.

Das Kreuzbein

Grundbedürfnisse, grundsätzliches Vertrauen,
Last des Lebens

Dein Kreuzbein ist mit Deinem Sexualchakra verbunden. Beide befinden sich im Bereich des Beckens, wo zum Teil auch Deine Emotionen entstehen und wo Dein Instinkt und Deine Intuition zu Hause sind. Das Kreuzbein steht für unsere Urkraft, unsere Lebenslust und gleichzeitig unsere Grundbedürfnisse wie Essen, Trinken, Atmen, Wärme, Schlafen, ein Dach über dem Kopf, soziale Kontakte und Berührung.

Spüre einmal folgenden Fragen nach:

- Welches Deiner Grundbedürfnisse ist nicht gedeckt?
- Was ist für Dich in Deiner Beziehung zu Dir besonders ermüdend und belastend? Wo und wie fühlst Du das in Deinem Körper?
- Worüber beschwerst Du Dich in Dir?
- Wenn Du an Dich, Deine Handlungen, Reaktionen und Aktionen sowie Dein Verhalten im Alltag denkst: Zieht sich dann ein bestimmter Körperbereich zusammen und entsteht dadurch eine Enge? Verändern sich damit Deine Gefühle Dir selbst gegenüber?

Denk daran, Deine Selbstkritik und die Beschwerden, die Du gegen Dich selbst und Deine Lebensweise führst, spürst Du in Deiner Lendenwirbelsäule, trägst Du auf Deinen Hüften. Sie blockieren Deine Flexibilität im Kreuzbein.

Es ist fundamental wichtig, dass wir auf die Erfüllung unserer Grundbedürfnisse achten. Hierzu gehören neben den sehr naheliegenden Bedürfnissen nach Nahrung, Wärme, ausreichend Schlaf und einem sicheren Lebensort ganz besonders auch unsere sozialen Bedürfnisse nach menschlicher Nähe und Berührung. Personen ohne Sozialkontakte fallen oft in eine tiefe Depression, weil ihnen die Verbindung zu den Mitmenschen fehlt. Berührung ist für uns Menschen ganz wichtig und lässt uns unsere Lebendigkeit spüren. Ist die Berührung Ausdruck ehrlich gemeinter Zuneigung, berühren sich zwei Seelen. Indem wir achtsam und liebevoll miteinander umgehen, geben wir uns gegenseitig echte Lebensqualität.

Das Kreuzbein steht durch seine Position im Körper in Zusammenhang mit den Organen im unteren Bauch, zu denen die Nieren, Nebennieren, Blase und Geschlechtsorgane gehören. Hier spielen die Nieren eine wichtige Rolle. Die Nierenenergie ist, wie bereits erwähnt, unsere Hauptenergie, unsere Lebensenergie. Erleben wir zum Beispiel tiefe Trauer, hat dies größten Einfluss auf unsere Nieren und infolgedessen fehlt uns sehr viel Lebensenergie. Dies wiederum erschwert Heilungsprozesse und führt zwangsläufig zu depressiven Erfahrungen. Ein Mensch, der viel trauert, ist nicht mehr präsent, lebt im Gestern und verhindert dadurch, dass seine Chakren genügend Licht aufnehmen und in die Körperstrukturen führen. Hierdurch ist der Körper nicht in der Lage, die Hormone und Botenstoffe zu erzeugen, die ein glückliches Erleben des Alltags gewährleisten. Dopamin, Serotonin und Glückshormone werden dann in Stresssituationen nicht ausgeschüttet und können damit nicht ausgleichend wirken. Wir bleiben so im Drama eines Moments, der schon lange zurückliegt, oder einer verlorenen Liebe und dem damit einhergehenden Verlust und der empfundenen Ungerechtigkeit gefangen.

Sind Deine Grundbedürfnisse nicht gedeckt und fühlst Du Dich allein und isoliert, kann Dein Kreuzbein aus der Balance geraten. Ausgleichen kannst Du dies, indem Du ganz bewusst etwas dafür tust, diese Bedürfnisse zu befriedigen.

Das Steissbein

Urvertrauen, Fülle

Das mit dem Wurzelchakra verbundene Steißbein steht für Urvertrauen, Erdung und Genährt-Sein. Fast jeder Mensch wird im Laufe seines Lebens mit einen starken Paradigmenwechsel konfrontiert, durch den sein Urvertrauen in Frage gestellt wird.

Als Kind hatten wir noch ein sehr offenes Bewusstsein und lebten aus der Faszination und der Neugier. Alles war interessant und spannend und das Leben fand im Hier und Jetzt statt. Irgendwann wurde dann unsere freie Wahrnehmung von der Welt für falsch erklärt, oft von Erwachsenen aus unserem familiären Umfeld wie Eltern oder Großeltern sowie Lehrern oder möglicherweise auch einem (nicht ganz so) Geistlichen. Wir haben von ihnen ihre Vorstellung von der Realität gelernt und dadurch unsere eigene Idee vom Leben und damit oft auch unsere Leichtigkeit verloren – und schon ging es dahin mit unserem natürlichen Vertrauen ins Leben, unserem Urvertrauen! Allein durch einen solchen Paradigmenwechsel können sich starke Spannungen im Steißbeinbereich ergeben.

Viele Steißbeinprobleme ergeben sich auch durch Verletzungen. Noch mal, hast Du Dich dort schon einmal verletzt, indem Du aufs Steißbein gefallen bist? Wurde Dein Steißbein danach wieder eingerichtet?

Wenn das Steißbein aus dem Gleichgewicht gerät, fließt die Energie in Deinem Wirbelkanal nicht mehr ungehindert. Dies macht sich oft nachteilig und unangenehm während einer Schwangerschaft bemerkbar. Weil ein verschobenes Steißbein Spannungen im Bauchraum erzeugt, kann eine Schwangerschaft dadurch mit viel Unwohlsein verbunden sein und der Geburtsprozess erschwert werden. Somit sind Steiß- und Kreuzbein für eine leichte und angenehme Schwangerschaft und Geburt verantwortlich und dass alle Wirbel im Rücken sauber ›sitzen‹.

Ein Mensch, dessen Steißbein in der Balance ist, ist ausgeglichen und spürt, dass das Leben für ihn und seine Bedürfnisse sorgt.

Urvertrauen – Finanzen

Im Zusammenhang mit Steißbein, Wurzelchakra, Urvertrauen und Grundbedürfnissen steht oft auch unsere finanzielle Situation. Viele Menschen haben ein belastetes Verhältnis zum Thema Geld, das sich gerne in Glaubenssätzen wie »Geld ist die Wurzel allen Übels«, »Eher geht ein Kamel durch ein Nadelöhr, als dass ein Reicher in den Himmel kommt« oder »Geld stinkt« widerspiegelt.

Hier einige Denkimpulse für Dich:

- Wie stehst Du zu Geld?
- Welche Bedeutung hat es für Dich?
- Was hast Du von Deinen Eltern, Lehrern oder anderen wichtigen Bezugspersonen über Geld gelernt?

Wir haben oft eine negative Vorstellung davon, was Geld ist (z. B ein Tauschmittel) und was Geld ausmacht (z. B. Freiheit). Auch ich hatte früher keine wirklich gute Beziehung zu Geld. Ich habe es als notwendiges Übel betrachtet, das ich brauchte, um meine Rechnungen und mein Essen zu bezahlen. Zeitweise hatte ich vier Jobs gleichzeitig, damit am Ende des Geldes nicht noch zu viel Monat übrig war.

So richtig verändert hat sich mein Verhältnis zum Thema Geld während meiner fünf Jahre in den USA. Acht Monate im Jahr war ich auf Reisen und habe in verschiedenen spirituellen Gemeinden wie Unity Churches, Centers for Spiritual Living und alternativen Kliniken Vorträge gehalten und Sitzungen gegeben. Meine Arbeit lief dabei auf Spendenbasis. Diese Spenden werden in den USA ›Love Offerings‹ (Liebesgaben) genannt und ich wurde großzügig damit beschenkt. Da ›klickte‹ es bei mir.

»Wow, cool!«, dachte ich. »Ich gebe Liebe, indem ich auf der Bühne mit den Menschen arbeite und zusehe, dass ich ihnen helfen kann. Ich verschenke mich und gebe es komplett aus der Hand, was ich im Austausch erhalte. Das, was zu mir zurückkommt, ist eine Erwiderung der Liebe, eine Liebesgabe. Wenn Geld also ein Ausdruck von Liebe und somit ja kein Übel oder etwas Schlechtes ist, dann nehme ich es gerne an.«

Geld ist eine Energie, die im Überfluss da ist. Ab dem Moment, da ich meine Einstellung zu Geld verändert hatte, floss es viel leichter und freier und es machte sich in mir das Bewusstsein breit, dass immer für mich gesorgt ist, solange ich Liebe lebe.

Ist Geld negativ für uns besetzt, stoßen wir es energetisch mehr ab, als dass wir es anziehen. Etwas Negatives, »die Wurzel allen Übels«, wollen wir schließlich nicht gerne bei uns haben und schon gar nicht in unserem Geldbeutel mit uns herumtragen.

Es ist wichtig, dass Du Geld als etwas Neutrales oder, noch besser, als fließende Liebe betrachtest – es ist in einem ewigen Zyklus des Kommens und Gehens ständig im Fluss. Wahrscheinlich haben sich mehrere Menschen mit dem Geldschein, den Du heute in Deinen Händen hältst, einen Herzenswunsch erfüllt. In dem Schein stecken somit Liebe und großes Potenzial, denn es gibt ja zahlreiche Dinge oder Erfahrungen, gegen die er eingetauscht werden kann.

Wenn Du Deine Glaubenssätze und Zweifel zum Thema Geld loslässt, kann Geld frei und aus allen möglichen Richtungen zu Dir kommen.

Nachher-Check

Führe noch einmal alle Bewegungsübungen dieses Kapitels aus und fühle, wie sich der Bereich von Steißbein und Kreuzbein nun anfühlt. Welche Veränderungen stellst Du fest?

- Setz Dich auf einen Stuhl und beuge Dich nach vorne. Lass Deinen Oberkörper in Richtung Knie nach vorne sinken und spüre wie viel Spannung sich in Deiner Lendenwirbelsäule und in Kreuz- und Steißbein aufbaut.

- Mach auch noch einmal die Übung, bei der Du Deine linke Hand auf Dein rechtes Knie legst und Dich dann über die rechte Schulter nach hinten drehst – und anschließend anders herum –, um die Rotationsspannungen in Deiner ganzen Wirbelsäule zu spüren.

- Steh dann auf und dreh Dich erst über die eine, dann die andere Schulter nach hinten, wobei Deine Füße fest auf dem Boden stehen und sich nicht bewegen. Auch hier: Wie frei bist Du in der Rotation?

- Zieh, ebenfalls im Stehen, das linke Bein hoch und drücke mit der linken Hand auf Dein Knie. Wiederhole dies auf der rechten Seite. Spüre Deine Kraft, Deine Balancefähigkeit, Dein Equilibrium. Solltest Du diese Übung im Stehen nicht ausführen könne, kannst Du Dich gerne dabei setzen. Nimm Dir Zeit, Dich zu fühlen. Du wirst dadurch präsenter und Dein Körper bekommt mehr Energie.

Kapitel 7

Die Hüfte und das Iliosakralgelenk

Das Geschenk des Negativen

Da steht er jetzt – mein Spirit Guide – und tippt auf meine Schulter: »Andreas, hallo.« Ich antworte ihm: »Nicht jetzt! Lass mich! Ich bin gerade so sauer.« Das geht doch nicht, die hat mich gerade voll versetzt!

Okay, hier das Ganze von Beginn an ...

Zu der Zeit lebte ich gerade in Albuquerque, New Mexico, und hatte an jenem Tag einen Termin mit einer Ärztin in Santa Fe vereinbart. Wir wollten uns treffen, um einem gemeinsamen Klienten besser helfen zu können. Das Treffen selbst war vor Wochen vereinbart worden. An dem besagten Tag schneite es recht stark, es hatte minus zehn Grad. Die Heizung meines VW Beetle war kaputt, ich hatte nur Sommerreifen und rutschte mehr schlecht als recht in eineinhalb Stunden nach Santa Fe, eine Fahrt, die normalerweise 30 Minuten dauert. Freude am Fahren ist etwas anderes. Na ja, ich hatte mir ja ein Schaffell über meine Beine gelegt und war so dick wie möglich eingepackt.

Vor ihrer Praxis angekommen, fand ich mich vor einem aufgeklebten Blatt Papier, auf dem stand: »Sorry, I have no time today«. Das war's – sonst nichts! Sorry, Ich habe heute keine Zeit.

Nachdem ich geklopft hatte, öffnete mir eine Mitarbeiterin der Praxis die Tür und ließ mich, noch immer bibbernd, draußen stehen. Sie sagte: »Frau Doktor ist heute nicht da und hätte sowieso kein Interesse.«

Ähhh – Hallo, bin ich ein Bittsteller? Ein wenig Respekt hätte ich erwartet. »Warum haben Sie nicht abgesagt?«, fragte ich. »Keine Telefonnummer«, war die lapidare Antwort. Ich verwies auf das Internet, da würde meine Nummer ja stehen. »Ja, hab nicht geschaut«, meinte sie kurz angebunden, bevor sie mir die Tür vor der Nase wieder zuknallte.

Boah – die Bitch, hey so was macht Mann (oder Frau!) doch nicht. Ich war auf 300. Worauf dann eben mein Spirit Guide neben mir auftauchte und zuerst ganz leicht und später immer eindringlicher auf meine Schulter tippte.

»Andreas.«

»Nicht jetzt, Mann, bin ich sauer, das geht doch nicht ...«

»Andreas.«

»Was denn, siehst Du denn nicht, die hat mich voll versetzt!«

»Andreas!«

»OKAY – was?«

»Was hat die Situation mit Deiner göttlichen Essenz zu tun?«

»Ich könnt die in der Luft zerreißen.«

»Noch mal, was hat die Situation mit Deiner göttlichen Essenz zu tun?«

»Nichts, aber das geht doch nicht! Wie kann jemand ... Oh, ja genau, diese Situation hat nichts mit meiner göttlichen Essenz zu tun.«

Plötzlich wurde mir ganz warm ums Herz, während ich noch immer vor der Praxis stand. Nun aber lächelnd. Daraufhin fuhr ich zum nächsten Vietnamesen, um eine große Portion Pho (Reisnudelsuppe) zu essen. Den ganzen Rest des Tages habe ich dann noch in Santa Fe genossen. Mir wurde klar, es braucht Situationen wie diese, um unser Bewusstsein zu öffnen für das, was wir wirklich sind. Reine, göttliche Essenz.

Später fragte ich in einem Traum meinen Guide noch einmal, warum ich hier in New Mexico finanziell einfach nicht auf die Beine komme und alles so zäh läuft. Er sagte: »Bleib nicht stehen, bewege Dich! In der Bewegung ist Energie und es entsteht Energie. Diese kann sich auch in Form von kleinen grünen Scheinchen zeigen.« Da war die Entscheidung getroffen, auf Tour zu gehen und acht Monate im Jahr im Auto zu leben. Immer in Bewegung, von einer spirituellen Gemeinschaft, Naturklinik, Kirche usw. zur nächsten, um zu helfen und zu heilen. Einfach so – aus der göttlichen Essenz heraus. Bewegung ist Leben, Stillstand ist Tod.

Die Hüfte

Beweglichkeit, Zukunftsgestaltung

Ich habe die Geschichte mit meinem Spirit Guide für dieses Kapitel ausgewählt, weil unsere Hüften viel mit der Frage zu tun haben, wie beweglich wir mit dem Leben umgehen. Sie stehen auch in Zusammenhang damit, wie offen wir sind, auf unserem ganz ureigenen Weg vertrauensvoll und eigenaktiv vorwärts zu gehen – auch, wenn sich unser Leben nicht so verhält, wie wir es gerne hätten, und wir nicht immer wissen, wohin uns unsere Reise künftig führt.

Die Hüfte steht in Verbindung mit unserer Kreativenergie (Sexualenergie, Haupt-Chi), die alles entstehen lässt. Sie repräsentiert Gleichgewicht, aber auch die Beweglichkeit und Flexibilität, die uns in die Zukunft tragen. Es ist wichtig, hier ein Gefühl der Leichtigkeit zu haben und gleichzeitig gut geerdet zu sein.

- Mit wie viel Beweglichkeit und Leichtigkeit gehst Du auf Deine Zukunft zu?
- Wie flexibel gehst Du dem entgegen, was das Leben Dir bringt, aber auch dem, was Du aktiv gestaltest?
- Wie reagierst Du, wenn Dinge nicht funktionieren?
- Kannst Du, wenn nötig, Deinen beabsichtigten Kurs loslassen und verändern und damit Deine Energie in eine neue Richtung lenken?
- Wie kreativ lässt Du Dich in Deinem Alltag auf das Leben ein?

Spüre nun in Deinen Körper hinein:

- Wie gut kannst Du atmen?
- Wie stabil bist Du geerdet?
- Wie ist Dein Gemüt?
- Wie viel Energie hast Du in Deinem Bauchraum?
- Wie viel Energie kommt nach oben in Deine Brust?
- Wie viel und wie leicht strömt Energie aus Dir hinaus ins Leben, um es zu bereichern?
- Wie beweglich bist Du, wenn Du mit den Fingern beider Hände hinter Deinem Rücken ineinandergreifst, Deine Arme nach oben ziehst und Dich dabei nach vorne beugst?
- Pendle im Stehen mit etwas geöffneten Beinen hin und her, indem Du mehrmals Dein Gewicht vom einen auf den anderen Fuß verlagerst. Wie gut hältst Du Deine Balance? Bleibst Du dabei gelassen?
- Geh mehrfach in die Hocke und teste mit parallelen

und dann auch mit nach außen gedrehten Füßen, wie sich Dein Beckenbereich anfühlt und wie leicht oder schwer es Dir fällt, Dich wieder aufzurichten. Du kannst Dich bei dieser Übung gerne festhalten.

- Heb jetzt ein Bein leicht an und geh mit dem anderen ein wenig in die Hocke. Wiederhole dies auf der anderen Seite. Wie viel Kontrolle hast Du? Wie steht es um Dein Gleichgewicht und Deine Kraft?
- Setze Dich wieder und kippe Dein Becken vor und zurück, nach links und nach rechts. Wie frei sind diese Bewegungen?

Im Bereich Hüfte und Iliosakralgelenk liegt viel Gewicht, das wir uns selber aufbürden. Hier tragen wir uns selbst – und der Bereich steht für den Umgang mit uns selbst.

Wenn wir uns zu viel vornehmen, jedoch damit nicht hinterherkommen oder uns etwas aufbürden lassen und es dann nicht bewältigen, geht der Stress dazu direkt in die Hüfte. Dies führt dazu, dass viele Menschen hier stark blockiert sind und dann Probleme mit den Hüftgelenken bekommen. Wenn unser Becken dann dadurch energetisch aus der Balance gerät, kommen wir in eine geistig-mentale Dysbalance. Kurz gesagt: Tragen wir zu schwer an uns selbst, kann ein Beckenschiefstand entstehen. Es ist dann, als würden wir energetisch neben uns stehen und wir nehmen uns selbst als verschoben wahr. Die Verzweiflung mit uns selbst – egal, ob es um unser Selbst-Aufbürden und nicht Bewältigen geht oder um die Lasten von außen – wird dann oft durch Verärgerung und grantig sein nach außen und innen gelebt. »Sauer macht lustig«, heißt es. Hier jedoch gilt genau das Gegenteil: Hier gibt es zum sauer sein die Hüftarthrose umsonst noch mit dazu.

Wutenergie neutralisieren

Wir werden aus unserer Leichtigkeit und Erdung immer wieder hinausgeworfen, wenn wir in Verärgerung, Wut oder Aggression geraten, da diese Emotionen unsere kreative Energie wie nach hinten katapultieren. Das ist wie bei einer Pistole. Ein Teil der Energie und die Kugel – die nach außen projizierte Aggression – schießen nach vorne, jedoch geht auch ein großer Teil der Energie als Rückstoß nach hinten und damit auf uns selbst los. Wir schädigen also nicht nur den anderen (Projektionsfläche), sondern auch uns selbst.

Grundsätzlich ist unsere Kreativenergie neutral, sie ist reine Sexualenergie. In einem Moment des Kontrollverlusts entsteht sie als mächtiges, oft nicht kontrollierbares Wutpotenzial, das dann ausbricht. Ist die Verärgerung oder Wut vollständig gegen uns selbst gerichtet, schädigt uns diese negative Emotion tief und geht dann direkt in unser Gewebe und unsere Körperstrukturen – je nach Stärke und Trauma bleibt sie dann auch dort verhaftet.

Wenn wir uns ärgern, geben wir ganz viel Energie nach außen ab, die uns infolgedessen nicht mehr zur Verfügung steht. Wenn Du Deine Wut nicht unkontrolliert versprühen, sondern weiterhin für Dich als neutrale Energie zur Verfügung haben möchtest, kannst Du Folgendes tun:

Lass in Zukunft Deinen Ärger und Deine Wut über das Kronenchakra hinaus und stell Dir dabei die Energie wie einen Springbrunnen vor, dessen Wasser aus Deinem Scheitel hochsprudelt und dann nach allen Seiten wieder herunterfällt. Gleichzeitig reinigt Dein Aurafeld dieses ›Wasser‹ bzw. diese Energie und wandelt sie in neutrale, geklärte Energie um – so kannst Du sie über Deine Pranaröhre wieder in Dich aufnehmen und verlierst sie damit nicht.

Spiel damit einmal in Deinem Alltag und Du wirst merken, dass Deine Energie viel mehr bei Dir bleibt und Du mehr Körperkraft, energetische Power und Wachheit verspürst.

Hier noch ein gutes Beispiel, das Dir hilft, das Leben offener und neutraler zu betrachten:

Erleben wir eine überraschende Situation, ist unsere unmittelbare Reaktion erst mal ein ups – okaaaaay, ein Erstaunen. Innerhalb kürzester Zeit tauchen dann zusätzliche Gedanken und Emotionen wie Verärgerung, betroffen sein, Eifersucht oder ein sich Fügen auf – und das, was passiert ist, wird persönlich genommen. Eventuell fantasieren wir, was aus diesem Moment Schlimmes hätte entstehen können oder was wir am liebsten mit einem eventuellen Verursacher machen würden. Damit sind wir nicht mehr im gegenwärtigen Moment und haben die Kontrolle darüber verloren, was passiert ist und wie es neutral weitergehen könnte.

Erinnere Dich an die Geschichte des Autofahrers aus Kapitel 5 und dessen Emotionen, nachdem er von einem anderen Verkehrsteilnehmer geschnitten wird. Indem Du immer wieder übst, den Zeitraum des bewertungsfreien Erlebens zu verlängern, lernst Du, die Kontrolle zu behalten und Deine Emotionen zu steuern. Ein breites Übungsfeld bieten hierfür diejenigen Deiner Beziehungen, in denen Du durch die Verhaltensweisen des anderen oft getriggert wirst. Bleib, wenn so etwas passiert, in Deiner Eigenwahrnehmung, atme tief durch – vier Sekunden ein, sieben Sekunden Atem anhalten, acht Sekunden ausatmen (4–7–8), zwei bis drei Mal – beachte Deine Zunge und gib keine oder so wenig Aufmerksamkeit wie nötig nach außen. Du wirst sehen, wie leicht Dir das Neutral-Bleiben zukünftig gelingt.

Eine weitere gute Möglichkeit zum Üben ist aktives Hinhören und den anderen aussprechen lassen. Dann drei Sekunden nichts zu sagen, um hineinzuspüren, was ankommt. Und erst dann zu antworten. Dadurch sackt eine eventuelle Emotion einfach weg, der Dialog ist weniger emotionsgeladen und eskaliert nicht.

Das Iliosakralgelenk

Balance, innere Harmonie, Stütze des Lebens

Das Iliosakralgelenk (ISG) ist der Übergang vom Kreuzbein zur Beckenschaufel. Es macht das Becken beweglich und sorgt für Harmonie und Balance. Die beiden Iliosakralgelenke (wir haben eines auf jeder Seite) sind wie die Stützen des Lebens und bilden gleichzeitig mit dem Becken zusammen eine Brücke, sowohl zu uns selbst als auch zum Außen. Sind sie in der Balance, sind Bauch- und Beckenraum energetisch offen. Ein Zustand des Seins entsteht, der nichts will, außer eben einfach nur zu sein. Blockieren die Iliosakralgelenke jedoch, dann blockiert dies die ganze Beckenschaufel und es kann tiefer Schmerz oder ein Hexenschuss entstehen. Innere

Harmonie ist das, was Dein Iliosakralgelenk braucht, um frei beweglich zu sein.

Diese innere Harmonie ist oft aufgrund der Erwartungen, die unsere Eltern an uns hatten, stark gestört. Hinzu kommt, dass wir aufgrund unserer kulturellen Prägung gerne in Form von durchgedrückten Beinen Spannung über die Beine aufbauen und im Alltag viel zu viel sitzen. Auch das übermäßige Tragen von hohen Schuhen beeinträchtigt das Iliosakralgelenk. Das ISG reagiert außerdem stark auf Kieferspannung. Haben wir regelmäßig Verspannungen im Kieferbereich, ist die Wahrscheinlichkeit groß, dass wir auch im Bereich des Iliosakralgelenks verspannt sind. Hier korreliert die linke Kieferseite mit dem rechten Iliosakralgelenk und umgekehrt.

Fühle mit folgenden zwei Übungen in den Bereich des Iliosakralgelenks hinein:

Setz Dich auf einen Stuhl und leg Deinen linken Fuß auf das rechte Knie. Drücke dann mit der linken Hand das linke Knie nach unten und fühle, wie sich Deine Hüfte öffnet. Empfindest Du hierbei Schmerzen im Lendenwirbel- oder Kreuzbeinbereich, dann ist Dein Iliosakralgelenk wahrscheinlich aus der Balance. Mache die Übung auch auf der anderen Seite.

Als nächstes folgt eine Kraftübung: Setz Dich nach vorne auf die Stuhlkante, beide Beine fest auf dem Boden stehend. Heb nun das linke Bein wenige Zentimeter an und drücke es mit der linken Hand mit aller Kraft nach unten. Halte mit dem Bein dagegen, sodass Dein Fuß nicht den Boden berührt. Wiederhole dasselbe dann mit dem rechten Bein. Mit wie viel Kraft im Bein kannst Du dem Druck der Hand standhalten? Wie fühlst Du Dich im Lendenwirbel- und Kreuzbeinbereich? Hat sich dort Druck oder Schmerz aufgebaut?

Möchte man das Iliosakralgelenk auf der physischen Ebene entblocken, müssen die Iliopsoas, unsere Beinbeuger, und die unteren Wadenköpfe gedehnt werden. Hierzu findest Du auf YouTube einige Übungen, beispielsweise von Liebscher und Bracht.

Ablösen elterlicher Erwartungen

Im Alter von sieben bis vierzehn Jahren erfahren viele Menschen in der Beziehung zu ihren Eltern mangelnde innere Balance und fehlende Harmonie. Dies kann sich negativ auf das Iliosakralgelenk auswirken. Lass einmal die damals an Dich gestellten Ansprüche los. Du kannst die Erwartungen Deiner Eltern wieder an sie zurückgeben. Dadurch setzt Du Dich frei und kommst wieder in Deine eigene Kraft. Ich beschreibe Dir nun am Beispiel der energetischen Verhaftungen und Beeinflussungen in der Beziehung zur Mutter, wie Du das machen kannst:

Stell Dir Deine Mutter vor Deinem geistigen Auge vor. Bleib in diesem Bild und gib ihr energetisch alles Negative wie Positive, alles an Bewusstsein, jede Information zurück, die sie Dir im Laufe Deines jetzigen Lebens gegeben hat. Gib ihr auch alles zurück, was sie Dir in all den anderen gemeinsamen Inkarnationen sowie auf allen anderen Bewusstseinsebenen (auch diejenigen, die Du Dir nicht vorstellen oder an die Du Dich nicht erinnern kannst) gegeben hat und bei Dir gelassen hat, obwohl es ihres war. Bis zum gegenwärtigen Moment – jetzt. Gib diesem Prozess Zeit und Raum und spüre, wann er abgeschlossen ist. Du wirst das direkt wahrnehmen. Im Gegenzug dazu nimmst Du alles Positive und Negative, alles Bewusstsein, wieder zu Dir, das Du bei ihr gelassen hast. Damit erzeugst Du einen energetischen Ausgleich und die Beziehung entzerrt sich. Lass Dir auch hier wieder genügend Zeit.

Halte hier bitte die entsprechende Reihenfolge genau ein: Zuerst gibst Du dem anderen die Energie und das bei Dir gelassene Bewusstsein zurück. Im Anschluss nimmst Du dann alles, was Deins ist, wieder zu Dir zurück.

Als nächstes bittest Du um Segnung durch das Göttliche, für Deine Mutter und für Dich selbst. Außerdem bittest Du um die Segnung aller Zeugen, die jemals eine Interaktion zwischen Dir und Deiner Mutter miterlebt oder beobachtet haben – auf allen Ebenen und zu allen Zeiten, bis in den gegenwärtigen Moment. Mögen die Zeugen frei sein von jeglicher Information zwischen Deiner Mutter und Dir.

Zum Abschluss vergibst Du Dir selbst für all die Leben, in denen Du wie Deine Mutter gehandelt hast, denn diese Resonanz hat dafür gesorgt, dass Du Dich in dieser Inkarnation wieder mal mit ihr getroffen hast und ihr miteinander konfrontiert wurdet. Erlaube Dir, frei davon zu sein und Dich der Freude, der Kraft, der Vitalität, der Energie und der Kreativität zu öffnen.

Wiederhole im Anschluss diese Übung auch mit Deinem Vater.

Du kannst diese Übung mit allen Menschen oder auch Gruppen von Menschen machen – mit Eltern, Verwandten, Freunden, Ehepartnern, Ex-Freunden, Sexualpartnern, Verstorbenen, Organisationen, Sekten, der Kirche usw. – und auch mit all denen, mit denen Du ein gutes Verhältnis hast oder hattest. Auch Deine eigenen Erwartungen an Dich selbst kannst Du so ablösen. Du ermöglichst Dir dadurch, dass sich Dein Bewusstsein für neue Erfahrungen öffnet – mit Deiner Familie, Deinen Freunden und auch anderen Menschen – und Dir selbst!

Sehr hilfreich ist diese Übung auch im Zuge der Auflösung einer Ehe. Oft wird ja bei der Heirat ein Gelöbnis abgegeben, das besagt, dass man dem anderen bis ans Lebensende die Treue hält. Es ist sehr unerlässlich, nach einer Scheidung oder Trennung dieses Versprechen zu lösen, damit Raum für Neues entstehen kann.

Sei vorsichtig damit, auf welche Versprechen, Schwüre und Gelöbnisse Du Dich einlässt, da hier viel Kraft drinsteckt. So können uns beispielsweise auch Versprechen, die wir jemandem vor dessen Tod gegeben haben, in Schwierigkeiten bringen, da es sich hier um Dinge handelt, die nicht unsere Kreation, unsere Realität sind, sondern wir durch diese zum Erfüllungsgehilfen des anderen werden. Dadurch kann sich die Systemik einer ganzen Familie verändern. Es ist dabei auch möglich, dass die verstorbene Seele an uns ›hängenbleibt‹, bis wir unser Versprechen eingelöst oder die energetischen Bindungen aufgelöst haben. Oder wir dann im nächsten Leben in einer Wiederholungsschleife hängen und immer wieder mit denselben Leuten oder Herausforderungen konfrontiert werden. Deswegen eignet sich die Übung für diese Thematiken auch sehr gut.

Hier noch einmal die Anleitung in Kurzform:

1. Zurückgeben der Energie und Informationen des anderen
2. Zurücknehmen der eigenen Energie und der Informationen, die wir bei dem anderen gelassen haben
3. Segnen der Person und Freisprechung aller Zeugen
4. Selbstvergebung

Oft reicht es, die Übung in Gedanken an die betreffende Person nur einmal zu machen. Ist der- oder diejenige noch am Leben, kann es sein, dass sich immer wieder einmal neue Dissonanzen aufbauen, die Du dann jederzeit wieder neu ablösen kannst.

Lass Dich davon überraschen, was sich in Deinem Leben und dabei insbesondere in Deinen Beziehungen verändern wird. Oftmals entsteht Neutralität und größerer gegenseitiger Respekt. Es geht hier nicht darum, jemanden aus Deinem Leben zu werfen, sondern um ein energetisches Aufräumen und die damit einhergehende Ausgeglichenheit.

Ich selbst mache diese Übung gerne beim Spazierengehen. Finde auch Du heraus, wie, wann und wo sie für Dich am besten funktioniert.

Hier ist noch eine weitere Übungsmöglichkeit, die Erwartungen, die Deine Eltern während Deiner Kindheit und Jugend an Dich hatten, abzulösen:

Verbinde Dein Sexualzentrum und Dein Herz, indem Du Deine rechte Hand aufs Herz und die Linke aufs Schambein legst. Spüre, wie Liebe und Kraft in Deinen Rücken, Deine Schulterblätter und Deinen Herzraum fließen und Du im gegenwärtigen Moment ankommst. In dieser Haltung, mit den Händen auf den beiden Chakren, kannst Du ganz einfach Deine Iliosakralgelenke harmonisieren.

Wiederherstellen des Gleichgewichts

Auch die folgende Übung unterstützt Dich darin, wieder ins Gleichgewicht zu kommen. Stell Dir Folgendes vor: In Deinem Kopf ist ein Faden von einem Ohr zum anderen gespannt. Dieser Faden verläuft durch eine kleine Kugel. Neigst Du den Kopf zur linken Seite, wandert die Kugel Richtung linkes Ohr und umgekehrt. Ziel ist es, zu spüren wann die imaginäre Kugel genau in der Mitte zum Stehen kommt, so ähnlich wie die Luftblase in einer Wasserwaage. Das geht nach ein wenig Probieren ganz leicht. Spiel damit und bald hast Du ein Gefühl für Deine innere Balance!

Bist Du in Deinem Gleichgewicht angekommen, hast Du eine ganz andere Präsenz und Erdung, die auch im Außen wahrgenommen wird. Menschen, die Dir begegnen, werden anders, mit mehr Achtung, auf Dich reagieren.

Der Ischias (Teil I)

Geborgenheit, mangelnder Selbstwert

Ist das Iliosakralgelenk aus der Balance, sorgt es oft für Schwierigkeiten mit dem Ischias sowie mit dem vierten und fünften Lendenwirbel. Ischiasprobleme sind Probleme mit den Themen Geborgenheit und Sicherheit und stehen außerdem für Schwierigkeiten im Hinblick auf den Selbstwert im zeitlichen Rahmen von der Geburt bis zum siebten Lebensjahr. Hier geht es, genauso wie bei Kreuz- und Steißbein, um das Thema Grundbedürfnisse, denn das Iliosakralgelenk sitzt ja eben im Beckenbereich. Mehr zum Thema Ischias findest Du auch im nächsten Kapitel.

Nachher-Check

Fühle noch einmal in Dich hinein – welche Unterschiede im Vergleich zum Beginn des Kapitels nimmst Du jetzt wahr?

- Wie beweglich bist Du jetzt, wenn Du mit den Fingern beider Hände hinter Deinem Rücken ineinandergreifst, Deine Arme nach oben ziehst und Dich dabei nach vorne beugst?
- Wie gut hältst Du nun Deine Balance im Hin- und Herpendeln? Wie sicher fühlst Du Dich jetzt?

- Geh mehrfach in die Hocke und teste mit parallelen und dann auch mit nach außen gedrehten Füßen, wie sich Dein Beckenbereich anfühlt und wie leicht oder schwer es Dir fällt, Dich wieder aufzurichten.

- Heb jetzt ein Bein leicht an und geh mit dem anderen ein wenig in die Hocke. Wiederhole dies auf der anderen Seite. Wie viel Kontrolle hast Du im Vergleich zu vorher? Wie steht es um Dein Gleichgewicht und Deine Kraft?

- Setze Dich wieder und kippe Dein Becken vor und zurück, nach links und nach rechts. Wie frei sind diese Bewegungen nun?

Kapitel 8

Das Gesäss und die Beine

Bis dann der Frenchi kam

Oh Mann, so ein Schmerz und das schon am zweiten Tag meines Jakobswegs! War wohl doch zu viel, 25 Kilometer am ersten Tag zu laufen, davon 16 Kilometer bergauf und dann den Rest bergab. Die 22 Kilo meines Rucksacks taten ihr Übriges und belasteten meine Knie so sehr, dass ich mir bereits nach so kurzer Zeit mein rechtes Wadenbein aus dem Ligament gelaufen hatte und meine Bänder mächtig überlastete.

Das mit dem Wadenbein erfuhr ich erst 28 Tage später, dachte ich doch, meine Menisken sind hinüber. So schickte ich dann um die acht Kilo Zeugs, das ich eh nicht brauchte (das weißt Du aber erst, wenn Du unterwegs bist) wieder nach Hause (es dauerte dann auch ein halbes Jahr, bis es dort ankam), um mich sprichwörtlich zu erleichtern. In der Zwischenzeit salbte ich meine beiden Knie (das andere war einfach mega überlastet) mit Tiger Balm, heiß und kalt, machte feste Bandagen und blieb – getrieben, meine Pilgerreise erfolgreich zu beenden –, täglich auf meinem Weg. Etappe für Etappe humpelte ich weiter.

Bis dann der Frenchi kam, ein Franzose, der mich drei Tage hintereinander ansprach, was mit meinem Knie sei und ob ich Hilfe brauchen würde. Ich, stolz (und doof) wie ich war, lehnte natürlich ab, bis er schließlich sagte: »Wieso lässt du dir nicht helfen? Ich bin Osteopath im Ruhestand. Soll ich mal gucken?«

Ich legte mich auf den staubigen Weg, er schaute kurz nach, was nicht stimmte, und drückte mir dann ganz einfach in einer einzigen Bewegung das Wadenbein wieder ins Ligament. Am Abend machte er noch einmal eine kurze Korrektur und es war wieder fein. Als Dank wollte ich ihn und seine Frau dafür zum Essen einladen. Seine Antwort war: »Andreas, du hast auf diesem Weg schon so vielen Menschen geholfen. Es wird Zeit, dass auch Du Dir einmal helfen lässt.« Sagt er so und das zu mir, einem Typen, der immer alles alleine gemacht hat.

Ich durfte durch diese Begebenheit begreifen, dass das Leben nicht nur Geben, sondern auch Nehmen ist, und dieser Kreislauf einfach natürlich ist. Der Frenchi erzählte mir, dass er mit seiner Frau jedes Jahr einmal von Paris bis zum Kap Finisterre und zurück läuft und sie damit sechs Monate im Jahr auf dem Jakobsweg unterwegs sind, um das Leben zu genießen und sich den Herausforderungen des nomadischen Pilgerns zu stellen. Für mich war es ein Segen, dass ich die beiden getroffen habe. Was mein Knie betrifft: Er hat mir gezeigt, wie ich es selbst wieder einrenke.

Ähnlich bockig wie mich selbst hatte ich eine Spanierin erlebt, die ebenso Probleme mit dem Knie hatte. Sie fiel darauf, worauf mich ihr Ehemann ansprach und ich ihr das Knie wieder richtete. Nur damit sie am folgenden Tag wieder darauf fiel. Also richtete ich es wieder ein und, wie Du Dir schon denken kannst, fiel sie prompt wieder drauf. Nach vier Tagen sagte ihr Mann schon von sich aus, dass wir es jetzt so lassen und sie die Lektion, die wohl damit zusammenhängt, noch nicht begriffen hat. Es mache wohl keinen Sinn, das Knie zu richten, solange dies nicht der Fall wäre und dass wir ihre Aufgabe nicht jeden Abend für sie erledigen können, weil wir ihr sonst ihre Entwicklungsmöglichkeit wegnehmen.

Wahre Worte. Es ist nun mal so. Wenn Du nicht bereit bist, Dich komplett für eine bestimmte Thematik zu öffnen, die sich Dir zum jeweiligen Zeitpunkt im Leben zeigt, dann wird sich vorerst nichts wirklich ändern. Ja ja, das Leben spiegelt – innen wie außen.

In diesem Kapitel geht es um unsere Beine und damit auch um unsere Knie und die ihnen zugeordneten Emotionen. Bedenkend, wer ich war, als ich auf dem Jakobsweg unterwegs war, macht es durchaus Sinn, dass es ausgerechnet meine Knie waren, mit denen ich auf so schmerzhafte Weise zu tun hatte!

Unsere Beine stehen, logischerweise, in Zusammenhang mit einem sicheren, aufrechten Stand. Sie sind wie Säulen, die uns tragen. Sie repräsentieren unsere Verbindung zum Boden, unsere physische Verankerung und Aufrichtung und damit auch einen Teil unsers Selbstbewusstseins und Vertrauens in unsere Fähigkeiten und unser Sein. Hat jemand wenig Selbstvertrauen, wirken sich die verursachenden, verhindernden Emotionen auf Körper, Gewebe und Bewusstsein aus und werden in Gesicht und Körperhaltung sichtbar.

Im Folgenden werden wir in die ›Einzelteile‹ der Beine hineinschauen. Um in die Körperwahrnehmung zu kommen, bewege Dich zunächst im Raum und spüre Dich dabei ganz bewusst in Deinem Sein.

- Wie gut funktioniert Dein Körper?
- Wie geht es Deinem Kiefer, Deinen Schultern, Hüften und Beinen, Deinen Knöcheln und Fußsohlen?

Das Gesäss

Macht, Ohnmacht,
Festhalten an Gefühlen

Unser Po gehört zu unseren Beinen, da wir den Gesäßmuskel – Gluteus maximus – brauchen, um die Beine bewegen zu können. Die Gesäßmuskulatur steht für die Themen der Macht, wie Machtverhältnisse, Machtausübung oder auch Ohnmacht.

Ist Deine Gesäßmuskulatur in der Balance, bist Du kraftvoll und präsent im Raum und anders herum, das heißt, wenn Du Dich gut fühlst, präsent und voller Energie und Kraft bist, hast Du sprichwörtlich Feuer im Arsch. Du spürst, wie Energie aus Deiner Beckenebene nach außen strahlt, kannst mit Leichtigkeit aufrecht stehen und Deine Schultern sind entlastet.

Ist jemand mit Machtmissbrauch konfrontiert oder macht sich z. B. klein, entsteht gerade im Bereich des Gesäßes sehr viel Druck, was zu Schmerzen und auch Verstopfung führen kann. Auch eine anale Blockade kann aufgrund von Eindrücken, die wir nicht verdauen können, entstehen. Sind wir nicht in der Lage, damit in Bezug stehende Emotionen loszulassen und die damit verbundenen Eindrücke zu verarbeiten, blockiert uns dies in der Gesäßmuskulatur. Oftmals wird diese Dysbalance sogar in der Figur des betreffenden Menschen durch einen stocksteifen Gang sichtbar.

Der Gluteus maximus ist bei vielen von uns verkürzt, weil wir zu viel sitzen. Betrifft dies auch Dich, dann überlege Dir, wie Du mehr Bewegung in Deinen Alltag einbauen kannst – wenn möglich draußen in der freien Natur – und dehne Dich regelmäßig in den Bereichen, wo es Dein Körper braucht.

Der Ischias (Teil 2)

Verbindung zur Seele, Sicherheit

Teste einmal Deine Balance. Wie ist es, wenn Du Dich im Stehen etwas nach vorn und dann nach hinten, links und rechts neigst? Wie gut kannst Du auf einem Bein stehen? Wie viel Kraft hast Du in Deinem Po und Deinen Oberschenkeln, wenn Du leicht in die Knie gehst? Wie leicht ist Dein Sein?

Der Ischiasnerv gerät immer dann gerne aus der Balance, wenn wir die Bedürfnisse unserer Seele missachten. Wenn unser Ego zu sehr das Steuer ergreift, nimmt es der Seele den Raum, sich auszudehnen und mit allem in Berührung zu gehen – und verhindert, dass sie uns zeigen kann, was gut für uns ist und was nicht.

Beachten wir die Seele nicht und geben dem Ego den Raum, in seinem Wichtig-Sein und seinem Persönlich-Nehmen des Lebens das Ruder zu übernehmen, ist nur noch wenig Platz für bedingungslose Liebe, die alles freigibt. Es ist dann möglich, dass wir in den Bereich des Narzissmus, der Selbstgerechtigkeit oder auch der Depression abdriften. Auch Selbstmordgedanken sind möglich, wenn wir das Leben als so gefährlich, traurig und deprimierend wahrnehmen, dass wir das Empfinden haben, es sei nicht mehr wert, gelebt zu werden.

Unser Ego ist grundsätzlich nichts Negatives. Es ist ein sehr wichtiger, hilfreicher Anteil in jedem von uns. Ohne Ego würdest Du nicht leben, würdest Dich nicht durchsetzen, essen, trinken oder atmen wollen. Schwierig wird es dann, wenn unser Ego und sein Freund, der Verstand, überhandnehmen und so ist es eben unabdingbar, die beiden in einer guten Balance zur Seele zu halten, zu spiritualisieren, die vollkommene Verantwortung für das eigene Sein zu übernehmen und uns unserer Handlungen, Aktionen und Reaktionen bewusst zu sein.

Für mich ist Spiritualität die Akzeptanz des Geistes als Realität. Geist erzeugt Realität. Gedanken, Ideen, Eingebungen und auch Träume sind Geist. Sie alle erzeugen Realität. Immer! Der spirituelle Mensch weiß um dieses Gesetz. Ist er dadurch automatisch positiv? Nein, doch er ist sich seiner Handlungen bewusst. Vorsicht! Spiritualität ist ein Prinzip der angewandten Schöpfung und dem sich bewusst sein, dass wir mit allem, was wir tun oder auch nicht tun, Wirkung erschaffen. Das geht im Guten wie im Schlechten. Beispiele dafür findest Du viele, wenn Du die Geschichte der Menschheit betrachtest.

Wenn Dein Ischias aus der Balance ist, kann dies auch an einem Gefühl mangelnder Geborgenheit, geringem Selbstwertgefühl und zu wenig Sicherheit in Bezug auf die eigene Person, Dein eigenes Handeln und Dein Sein liegen. Für uns als Erwachsene ist wichtig, dass wir unsere Geborgenheit nicht aus dem Außen beziehen, sondern in uns finden. Wir können sie nicht von der Gesellschaft, Familie, Freunden oder unserem Partner einfordern.

War Dein Selbstwert im Alter von sieben bis elf Jahren sehr

schwach, kann es sein, dass sich dies tief in Deine Struktur eingeprägt und Dich in den darauffolgenden, prägenden Jahren der Pubertät stark beeinträchtigt hat. Ab dem Alter von elf, zwölf oder dreizehn Jahren erleben wir einen Wechsel im Hormonhaushalt, wenn wir zur Frau oder zum Mann werden. Hat zuvor der Selbstwert sehr gelitten, hat das eine sehr tiefgehende Wirkung, besonders in den Bereichen der unteren Chakren.

Der Ischias hat auch viel mit der Position des Hüftkopfes in den Hüftpfannen zu tun. Gibt es hier Probleme, dann kann sich dies in einem Beckenschiefstand bemerkbar machen. Diese strukturelle Verschiebung kann dann wiederum den Ischiasnerv über eine Klemmung beeinträchtigen. Da die oben genannten Einwirkungen zum Teil auch über finanzielle Sorgen und Einsamkeit ausgelöst werden können, sind sie unbedingt bei Problemen mit dem Ischias zu beachten. Finanzielle Sorgen ziehen einem buchstäblich den Boden unter den Füßen weg und verschieben dadurch die komplette untere Struktur des Körpers bzw. beeinträchtigen diese.

Die Oberschenkel

Standvermögen, Glaube an die eigenen Fähigkeiten, Versagensangst

Unsere Oberschenkel repräsentieren unser Durchsetzungs- und Standvermögen und symbolisieren unseren Glauben an unsere eigenen Fähigkeiten. Im Negativen haben sie mit Versagensangst und dem sich Verweigern von Freude zu tun. Geh nun bitte wieder in Deine Körperwahrnehmung und fühle in Dich hinein:

- Wie fest stehst Du auf Deinen Beinen, wie ist Dein Gleichgewicht?
- Wie leicht kommst Du wieder hoch, wenn Du in die Hocke gehst?
- Ist Deine Oberschenkelmuskulatur stark oder schwach? Spanne sie an – wie schnell reagiert sie auf Deinen Impuls?
- Wie gut bewegen sich Deine Beine und wie viel Balance hast Du in Deinem Becken?
- Wie sehr glaubst Du an Deine eigenen Fähigkeiten? In welchen Bereichen hast Du Angst, zu versagen?

Um eine negative Emotion wie die Angst vor dem Versagen gehen lassen zu können, musst Du Dein Bewusstsein darauf eichen und es trainieren, wach zu sein und zu beobachten, wo sich Deine Aufmerksamkeit im jeweiligen Moment befindet. So wird es Dir immer leichter bewusst, wann Du gerade in einer Versagensangst gefangen bist.

Entdeckst Du solch einen Moment, dann geh voll in das Gefühl dieser Angst hinein, gib ihr für einen Moment die volle Aufmerksamkeit, akzeptiere sie und das dazugehörige Körpergefühl und die Ohnmacht, schau sie an, betrachte sie und lass dann einfach über bewusstes Ausatmen los (4–7–8). Entspanne Dich direkt in diese Angst hinein, sinke in sie hinein, während Du Deinen Körper spürst. Solange, bis Du fühlst, dass Du loslässt. Vielleicht kannst Du dann sogar die Verbindung zwischen dieser Emotion und Deinen Oberschenkeln bewusst wahrnehmen. Dann kannst Du sogar Freude und Dankbarkeit dafür empfinden, dass Du den Zusammenhang zwischen Emotion und der Kraft Deiner Beine erkannt hast, der in dieser Versagensangst lag.

Gib Deinem Gehirn anschließend den Impuls, die Themen Versagensangst und Glaube an die eigenen Fähigkeiten freizusetzen. Dies geschieht, indem die Spiegelneuronen, die an diesen Themen festhalten, freigegeben werden. Dazu braucht es nur eine klare Entscheidung, die einer tiefen Ruhe und innerem Frieden entspringt. Spüre dann die noch tiefere Ruhe, die dadurch in Deinen Geist kommt.

Übrigens: Da unsere Gesäßmuskeln und die Oberschenkelmuskulatur unter anderem für Durchsetzungsvermögen stehen, ist es vielleicht nicht allzu überraschend, dass sich Frauen gerne Männer mit knackigen Oberschenkeln und kräftigem Po aussuchen, weil diese – gepaart mit der Frucht und der Kraft ihrer Lenden – einen energetischen Impuls geben, in die Zukunft hineinzugehen, und standhaft, geerdet und fruchtbar sind.

Die Knie

Ängste, Starrheit,
Demut gegenüber dem Leben

Hebe einmal ein Bein leicht an und beuge und strecke den Unterschenkel mehrmals. Wiederhole die Übung dann auf der anderen Seite. Geh dann mit beiden Beinen in die Hocke. Spüre Deine Knie. Wie fühlen sie sich an? Kommen Emotionen hoch, wenn Du bewusst in Deine Knie hineinfühlst?

- Hast Du Ehrfurcht vor dem Leben?
- Kannst Du die Schöpfung, die sich für Dich und in Dir entfaltet, als etwas Besonderes sehen?
- Lebst Du Dein eigenes Leben, Deine Kreativität, Deine Passion?
- Welchen Teil von Dir lebst Du nicht?

Viele Menschen haben Probleme mit ihren Knien, dafür muss man nicht, so wie ich, auf dem Jakobsweg unterwegs sein. Die Knie repräsentieren unser Ego, Richtungsänderungen und Ängste, sowie die Demut, die wir dem Leben entgegenbringen. Schauen wir hier einmal besonders auf unsere größte Angst, die sogenannte Todesangst, die oftmals falsch gedeutet wird.

Beim Rechtshänder steht das linke Knie für die Angst vor dem Ich-Tod, der gefürchteten Auflösung der selbst gewählten Identitäten und der Betrachtung, wo und wie wir uns im Leben sehen, wo wir Masken tragen, uns selbst etwas vormachen und nicht authentisch sind. Das rechte Knie hat mit unserem Bedürfnis nach Sicherheit zu tun. Beim Linkshänder ist dies genau umgekehrt.

Wenn wir unsere Kreativität und Passion nicht leben, erzeugt dies tiefen Schmerz. Mir geht es so, dass ein ganz großer Teil meines Seins nicht mehr lebendig ist, wenn ich meine Kreativität und Kunst nicht zum Ausdruck bringen kann – sei es im Bauen von Motorrädern, Skulpturen oder Möbeln, in meiner intuitiven Arbeit oder im Singen – so fand ich mich in der Vergangenheit immer wieder in einer depressiven Phase. Uns selbst nicht zu leben, der Ich-Tod, ist das, was in die Knie reingeht und möglicherweise größte Schmerzen verursacht.

Ich ermutige Dich, Dir Gedanken darüber zu machen, welchen Teil von Dir, welche Liebe und Leidenschaft, Du nicht lebst. Bring diesen Teil viel mehr in Dein Leben, gib ihm ausreichend Zeit und Raum, denn es ist der Grund, warum Du in dieses Leben eingetreten bist.

Unsere Knie hängen auch mit unserer Flexibilität im Alltag zusammen. Kannst Du, wenn nötig, Deine Richtung ändern? Oder bist Du auf einem einzigen ›richtigen‹ Weg eingefahren, den Du stur verfolgst? Denkst Du vielleicht gar, das Leben ist nur auf eine – nämlich Deine – Weise erklärbar? Wenn Du dann irgendwann merkst, dass Du doch nicht ganz richtig gelegen bist, ist es, als würde ein Teil von Dir sterben.

Wie viel kannst Du der Seele übergeben, sodass Du Dich stabil fühlst und gleichzeitig die Flexibilität hast, die Du brauchst? Knieprobleme haben viel mit Angst vor Veränderung, Verlust der eigenen Sicherheit und auch Trauer um die eigenen verlorenen Vorstellungen, Identitäten und Masken zu tun.

Die ganze Schöpfung, wir eingeschlossen, besteht aus fast demselben Material und doch formen wir Menschen, Tiere und Pflanzen, ja alle Materie, sich durch den Geist und die Seele, die wir besitzen, in individuelle Wesen mit einzigartigen Körpern und einzigartigen Fähigkeiten. Welch unglaubliche Intelligenz steckt darin, dass wir dieses Leben erfahren können! Das stimmt mich demütig und ist für mich jeden Tag aufs Neue ein Wunder.

Die Unterschenkel

Zielstrebigkeit, Angst, Mut

Bei den Unterschenkeln, zu denen Schienbein und Wadenbein gehören, handelt es sich um die Themen Zukunft, Zielstrebigkeit oder die Angst, etwas zu unternehmen. Wie ist das in Deinem Leben?

- Zieht es Dich energetisch eher nach vorne (in die Zukunft) oder nach hinten (in die Vergangenheit)?
- Gehst Du voran im Leben oder bleibst Du starr?
- Fühlst Du beim Denken an die Zukunft eine Öffnung und freudige Erwartung im Herzen und in Deinem Solarplexus?
- Bist Du in Deiner kleinen Kapsel, die Du Dir kreiert hast, gefangen und kommst aus Deiner Komfortzone nicht heraus? Hast Du das Gefühl, dass sich Dir die Zukunft öffnet?

In unserer energetischen Arbeit mit den Unterschenkeln geht es darum, die Angst zu verlieren, ins Tun zu kommen, weil wir Angst vor den möglichen Konsequenzen haben.

Napoleon sagte einmal auf seinem Ägypten-Feldzug: »Der Weg ist, wo die Angst ist.« Es gibt keine bessere Möglichkeit, sein persönliches Wachstum voranzubringen, als sich den eigenen Ängsten zu stellen. Wenn Du durch Deine Ängste hindurchgehst, wirst Du sehr oft feststellen, dass das, wovor Du Dich gefürchtet hast, mit Dir persönlich gar nichts zu tun hat und auch meist nicht wirklich wichtig war, sondern dass Dich lediglich eine Illusion im eigenen Geiste gefangen hielt. Eventuelle Verursacher Deiner Ängste können dem Kollektivbewusstsein, alten Glaubenssätzen oder kindlichen Limitationen unterliegen. Auch alte, karmische Erfahrungen und inkarnative Muster, die mit dem Heute nichts zu tun haben, können Dich unbewusst gefangen halten. Darum mach es Dir zu einer Herzensaufgabe, in Deine Limitierungen und Ängste hinein zu gehen, da Du dann gleichzeitig diese Muster auflöst.

In welchen Lebensbereichen hast Du Angst davor, ins Tun zu kommen, hast Angst vor Deiner eigenen Courage? Wenn Du nichts unternimmst, verändert sich auch nichts. Du musst also irgendwann durch diese Angst, diese selbstgemachte Illusion, hindurchgehen.

Viele Menschen fürchten sich vor dem Erfolg und dem eigenen Licht. Das hat auch damit zu tun, dass wir mit Sprüchen wie »Hochmut kommt vor dem Fall« oder dem Empfinden, dass es einem nicht zu gut gehen darf, aufgewachsen sind. Überprüfe einmal Deine Glaubenssätze zu diesem Thema und spüre tief hinein, was sie mit Deinem Körper, Deinen

Beinen machen. Kannst Du leicht gehen oder ziehst Du Deine Beine nach? Hast Du Kraft in Deinem Gehen oder taumelst Du sogar? Beginne mit kleinen Schritten, durch Deine Ängste zu gehen und befreie Dich von Deinen Limitierungen der Illusionen. Beobachte dabei Veränderungen in Deinem Gang. Du wirst spüren, wie dieser immer freier und kraftvoller wird.

DIE WADEN

Blockaden im Kopf,
Energie für andere

Die Muskulatur der Waden steht oft in Verbindung mit Blockaden, die sich in unserem Kopf, insbesondere in den Ohren und im Gesicht zeigen. Diese treten dann auch in Form von Wadenkrämpfen oder dem Gefühl, regelrecht ›vernagelt‹ zu sein, auf. Gleichzeitig stehen unsere Waden für die Energie, die wir anderen geben können.

Fühle einmal in Dich hinein:

- Wie viele Gedanken hast Du in Deinem Kopf?
- Wie viele Probleme stemmst Du? Kannst Du diese dann auch lösen oder hängst Du sprichwörtlich fest?
- Sieht man Deinem Antlitz bereits an, wie verkrampft Du bist?
- Kannst Du hinhören oder fällt Dir dies schwer?
- Erlebst Du einen Tinnitus, der ja ursprünglich auch oft durch Energieblockaden entsteht?

- Wie viel Ohnmacht erlebst Du im Alltag? Woher resultiert diese? Ist sie eigenverschuldet oder ergibst Du Dich äußeren Umständen? Ist das der Fall, dann bleibt Dir zusätzlich sicher auch manchmal die Luft weg.

Diese Hilflosigkeit, die wir erleben, drückt sich dann auch oft in Wadenkrämpfen aus. Wie eine Vorwärtsbewegung, die plötzlich stoppt, ist der Krampf ein Signal dafür, dass Du festhängst und es so nicht weitergeht. Bildlich und im wahrsten Sinne des Wortes. In den Beinen wie im Kopf. Wadenkrämpfe sind energetisch ein Zeichen, dass Du an einem Stoppschild in Deinem Leben angekommen bist, an dem es tief hineinzufühlen und dann zu entscheiden gilt, welche Richtung Du in Zukunft einschlagen möchtest.

Sorge im Falle von Wadenkrämpfen für ausreichend Wasser und Elektrolyte, damit der Muskel aus dem Haltemechanismus nach einer Kontraktion wieder herauskommt und sich entspannen kann.

Die Schienbeine

Schutzmechanismus,
Vorangehen in die Zukunft

Das Schienbein ist der harte Knochen, der auf der Vorderseite Deines Unterschenkels vom Fußgelenk zum Knie verläuft. Unsere Schienbeine haben mit dem Vorangehen hinein in unser Leben und unseren Schutzmechanismen zu tun. Steckt Schwäche in Deinen Schienbeinen, signalisiert dies, dass Deine Schutzmechanismen nicht richtig ›stehen‹.

Hör auf, so vorsichtig in Deinem Leben zu sein, das ist sehr anstrengend! Wenn Du Deinen Schutzmechanismus fallen lassen kannst, kannst Du Dich als die Person fühlen, die Du bist, voller Inbrunst und mit allem, was Dich ausmacht. Dadurch verbindest Du Dich mit dem Leben und gewinnst an Stärke. Wenn Du vorsichtig bleibst, versuchst Du verzweifelt, Deine Umwelt und Dich selbst zu kontrollieren. Allein die Beobachtung, die dafür notwendig ist, kostet Dich Unmengen an Energie, die Dir normalerweise hilft, Dich in Bewegung zu setzen und auch zu bleiben. Hier stellt sich für mich oft die Frage: Wenn es darum geht, meine Energie einzusetzen und etwas zu bewirken, wo und wie kann ich dies bestmöglich tun, um meine gewünschten Ziele zu erreichen? Oder nutze ich sie vielleicht ja auch, um mich davon abzuhalten, beide Male geht es um dieselbe Energie. Einmal lösungsorientiert, einmal problemorientiert. Frag Dich selber: Was macht mehr Sinn? Was dient mir mehr?

Die Venenklappen und der Blutkreislauf

Der ewige Kreislauf des Lebens

Gut funktionierende Venenklappen sind ein essenzieller Bestandteil eines optimalen Blutkreislaufs. Ihre Aufgabe ist es, dafür zu sorgen, dass das Blut in den Beinen auf dem Weg nach oben zum Herz nicht wieder nach unten absackt. Bei vielen Mensch verlieren die Venenklappen im Laufe der Zeit an Kraft und können sich nicht mehr richtig öffnen. Damit kann das Blut aus den Beinen nicht mehr optimal nach oben transportiert werden.

Neben einer gesunden Ernährung, die auch einer Verkalkung der Blutgefäße entgegenwirkt, braucht es ausreichend körperliche Bewegung, geistige Beweglichkeit und ein sich nicht Gehenlassen – denn körperliche und geistige Inaktivität bewirken, dass unsere Gefäße leiden.

Energetisch stehen unser Blut und auch die Lymphe für den ewigen Kreislauf des Lebens; das Blut für das Element und Prinzip Feuer, die Lymphe für das Element und Prinzip Wasser. Mehr zum Blutkreislauf und die Lymphe findest Du im zweiten Buch von *Zurück zum Ursprung.*

Nachher-Check

Geh noch mal in die Körperwahrnehmung – welche Unterschiede zu vorher stellst Du fest?

- Wie ist es, wenn Du Dich im Stehen etwas nach vorn und dann nach hinten, links und rechts neigst?
- Wie gut kannst Du auf einem Bein stehen?

- Wie viel Kraft hast Du in Deinem Po und Deinen Oberschenkeln, wenn Du leicht in die Knie gehst?

- Wie fest stehst Du auf Deinen beiden Beinen, wie gut ist Dein Gleichgewicht?

- Wie leicht kommst Du wieder hoch, wenn Du in die Hocke gehst?

- Ist Deine Oberschenkelmuskulatur stark oder schwach? Spanne sie an – wie schnell reagiert sie auf Deinen Impuls?

- Wie gut bewegen sich Deine Beine und wie viel Balance hast Du jetzt in Deinem Becken?

Kapitel 9

Die Fussknöchel und die Füsse

Alles ist gut

Die erfahrene Seele ist sich des Heilseins und der Fülle des Lebens bewusst. Sie lässt sich nicht erschüttern, einschüchtern oder unterdrücken. Sie steht wie eine Eiche und ist gleichzeitig im Flow des Lebens wie ein Blatt, das der Wind davonträgt.

Anscheinend war mir das schon ganz früh als Dreijähriger klar, versuchte doch meine Mum, mich mit einer Strafe in den Gehorsam zu bringen. Hört sich hart an, war es auch, doch nicht für mich. Folgendes war und ist bis heute noch immer eine der Lieblingsanekdoten meiner Familie.

Mein Bruder Stefan und ich teilten uns damals ein Zimmer und hatten Stockbetten. Da ich erst drei und er bereits sechs Jahre alt war, war Stefans Bett das obere. Und so war es, dass der Lichtschalter direkt am Ende unserer Betten war und ich ihn direkt und Stefan ihn von oben zu fassen bekam. Licht an, Licht aus, Licht an, Licht aus – ein beliebtes Spiel, das viele Eltern kennen und sie sicherlich auch in ihrer Geduld prüft. Die Geduld unserer Mutter war nicht mehr prüfbar, sie war einfach weg und das Ultimatum kam prompt. »Jetzt ist Schluss hier! Der Nächste, den ich am Lichtschalter erwische, der schläft im Keller! Und zwar die ganze Nacht!«

Rate mal – wer's war. Ja klar, ich war's und so nahm mich meine Mum recht ruppig an der Hand und lief mit mir drei Stockwerke tiefer in den Keller. Stellte mich in den Lattenverschlag (Schwäbischer Vorrats- und Abstellkeller), schloss die Tür und ließ mich Dreijährigen einfach dort. Jetzt denkst Du vielleicht – boah – Rabenmutter! Nein, war sie nicht, sie ging ja nur um die Ecke, um zu warten, bis ich zu weinen begann, und um mich wieder, rebellionsgeläutert ins Bett zu bringen.

Doch da lag sie falsch. Ich weiß nicht, ob es eine alte Inkarnation als obdachloser Penner oder sonst was war. Ich jedenfalls, ich legte mich auf einen Zeitungsstapel und deckte mich noch mit einer zu und schlief binnen kurzer Zeit ganz friedlich ein. Meine Mum wiederum wartete so 15 Minuten, um mich dann verwundert schlafend vorzufinden, nahm mich dann wieder mit nach oben und steckte mich in mein mir normalerweise zugehöriges Bett.

Warum erzähle ich diese Geschichte? Sie zeigt die Erdung und Sicherheit sowie das Urvertrauen, das ich als kleiner Dreijähriger hatte, dass mir in dem dunklen Keller nichts passieren konnte und es mir auch an nichts mangelte. Dass die Welt in Ordnung war, einfach so, wie sie gerade ist und mich einlud, mit dem Flow des Lebens und des Moments ganz einfach mitzugehen.

Die Füsse

Erdung, Unsicherheit

Spüre zunächst wieder in Dich hinein: Wie fühlen sich Dein Körper, Dein Bewusstsein, Dein Gemüt, Deine Emotionen, Deine Atmung jetzt gerade an?

Kannst Du Dich so auf den Moment und das Leben mit seinen Möglichkeiten einlassen, wie ich als kleiner Dreijähriger? Einfach gut sein mit dem Moment und seinen Herausforderungen und dann entsprechend handeln? Diese Präsenz erdet Dich zutiefst und lässt Dich gleichzeitig leicht, frei und unbelastet in Deinem Geist sein. Das wiederum spiegelt sich im Stand Deiner Füße.

Sorge dafür, dass Du einen festen Stand in Deinem Alltag hast, stabil bist und Dich in Deinem Körper richtig wohlfühlst. So kommt auch mehr Bewusstsein in Dein tägliches Leben. Bist Du stabil im Körper, fühlst Du Dich auch mental stabiler. Wenn unsere Beine energetisch aus dem Gleichgewicht sind, kann sich dies in Form von Unsicherheit in den Füßen und Fußknöcheln ausdrücken. Ängstlichkeit und fehlendes Vertrauen können ebenfalls dafür sorgen, dass unsere Füße aus der Balance geraten.

Denke einmal über folgende Fragen nach:

- Gehst Du aufrecht durchs Leben und ist Dein Blick nach vorne gerichtet?
- Ist Deine Wirbelsäule entspannt und schweben die Wirbel aufeinander?

Die Verbindung zur Aufrichtigkeit sitzt ebenfalls in den Beinen und auch im Fußgewölbe – Dein Fußgewölbe sollte nach oben schön rund sein und Dein Gewicht leicht auf der Außenkante der Füße liegen. So werden beispielsweise Plattfüße mit mangelnder Aufrichtigkeit uns selbst gegenüber verbunden. In dem Augenblick, in dem Du Dir selbst gegenüber absolut aufrichtig bist und zu Deinem Handeln in Gegenwart, Vergangenheit und Zukunft stehst, beginnt sich die Kraft in Deinen Füßen zu verändern. Das Fußgewölbe hängt außerdem direkt mit der Schambeinmuskulatur zusammen. Wenn wir die Schambeinmuskulatur in einen natürlichen Muskeltonus über das Einfließen-Lassen von kreativer Gestaltung in den Alltag bringen, kann sich damit auch das Fußgewölbe verändern. Wie aufrecht oder platt ist Dein Fußgewölbe und wie gut kannst Du beim Gehen Deinen Fuß abrollen?

Unsere Füße sind auch für den Energieaustausch mit Mutter Erde zuständig. Wie oft nimmst Du Dir die Zeit, einmal die Schuhe auszuziehen, barfuß zu laufen und Mutter Erde zu spüren? Ob ein Mensch auch im übertragenen Sinne gut geerdet ist, wird an seiner Körpersprache sichtbar. Bringt man einen gut in sich geankerten Menschen in eine Situation, in der er sich unsicher fühlt, ist eine Veränderung in seiner Körperhaltung zu beobachten. Auf einmal sind die Beine und insbesondere die Fußknöchel nicht mehr stabil. Gut sehen kann man dieses Phänomen bei Menschen, die an sich sehr selbstbewusst sind, aber Angst davor haben, vor Publikum zu sprechen. Tritt solch ein Fall ein – beispielsweise in Form eines Vortrags vor Kollegen oder eine Rede bei einem Familienfest – geraten die Füße aus der Balance. Der Körper versucht dies auszugleichen, indem er sich verschiebt. Auf einmal steht die Hüfte schief und die Wirbelsäule krümmt sich ein bisschen stärker in die eine oder andere Richtung.

Im Laufe des Lebens kann sich aufgrund einer energetischen Instabilität der Füße eine Skoliose entwickeln. Mit viel Arbeit und abhängig vom Alter einer Person ist es oft möglich, diese zu beheben. Die Frage ist jedoch, ob es notwendig ist, da man sich durchaus trotz einer Wirbelsäulenverkrümmung im eigenen Körper wohlfühlen kann.

Die Fussknöchel

Selbstwert, Balance,
Widerstand gegen den Fluss des Lebens

Die Fußknöchel stehen für Standhaftigkeit, Balance, Beharrlichkeit, Sturheit, und – wie auch die Handgelenke – für Selbstwert und Selbstwerteinbruch.

Hebe einmal im Stehen einen Fuß hoch und drehe ihn aus dem Fußgelenk im Kreis, in beide Richtungen. Wechsle dann das Standbein und mache die Übung auf der anderen Seite. Halte Dich bei Bedarf gerne dabei fest.

- Wie beweglich sind Deine Fußgelenke?
- Wie stabil fühlst Du Dich auf einem Bein stehend?

Gib Dir die Erlaubnis, dass Du ein vollkommen freies, starkes Fußgelenk haben darfst und dass Du voller Energie, Dynamik, Vitalität, Inbrunst und gleichzeitiger Leichtigkeit durch Dein Leben gehen kannst. Gestehe Dir diese Freiheit zu und nimm Dich im Geiste für Deine eigene Großartig- und Einzigartigkeit in den Arm. Gib Deinem Körper den Impuls: »Ich darf voller Energie sein. Ich darf überquellen vor Liebe, Kraft und Vitalität.« Spüre die Ruhe, die dadurch einkehrt. Sie ist Dein Geburtsrecht.

Du bist Schöpfer Deiner täglichen Realität. Du entscheidest, was Einfluss auf Dich nimmt und was nicht, und welchen Kräften Du Macht über Dich gibst. Entscheide Dich für Dich und Dein Leben. Du bist derjenige, der es lebt. Gib dem, was Dich programmiert und konditioniert, sogar domestiziert hat, nicht mehr die Macht über Dich. So übernimmst Du vollkommene Verantwortung und damit die Dirigentschaft über Dein Leben. Du bist der Discjockey, der entscheidet, welche ›Musik‹ Du jetzt spielst und gleichzeitig derjenige, der sich seine Tanzpartner aussucht.

Die Fersen

Standfestigkeit,
das Leben ausbremsen

Unsere Fersen stehen für Standfestigkeit. Sie halten uns in der Balance und helfen uns, wenn wir uns bremsen oder gegen etwas stemmen müssen. Bremst Du Dich jedoch zu sehr selbst aus oder stemmst Dich gegen das Leben, anstatt mit dem Flow zu gehen, kannst Du Probleme mit den Fersen, beispielsweise in Form eines Fersensporns, entwickeln.

Es ist sicher sinnvoll, beharrlich in dem zu sein, was Dir wichtig ist, wenn Du dabei ganz bei Dir bleibst. In dem Augenblick jedoch, in dem Deine eigene Meinung die Einzige ist, die Du gelten lässt und Du eine generelle Wahrheit für alle erschaffen willst, kannst Du bei neuen Erkenntnissen nur noch schwer Deinen Kurs verändern und behinderst Dich daher selbst – und verlierst eventuell sogar Dein Gesicht.

Besonders oft zeigt sich ein Versteifen auf eine ›einzig wahre‹ Richtung, wenn es um Gesundheit und Therapiemöglichkeiten geht. Viele Menschen lehnen bestimmte Fachrichtungen und Methoden komplett ab, anstatt sich für das komplette Spektrum des Möglichen zu öffnen. Dies zeigt sich insbesondere bei der Einstellung zu Medikamenten oder operativen Eingriffen, auch wenn sie gerade notwendig sind, um eine Stabilisation oder erste Verbesserung möglich zu machen. In manchen Fällen braucht es eine Medikamenteneinnahme oder einen Eingriff. Sträubst Du Dich dagegen sehr, verhinderst Du möglicherweise, dass sich die Wirkung voll zu Deinem Besten entfalten kann und verzögerst damit einen Heilungsprozess.

Akzeptierst und respektierst Du die Schwingung, die Dir mit einer Methode oder einem Medikament gegeben wird, sodass Dir geholfen wird? Kannst Du dafür aufgeschlossen sein und sagen: »Ja, das brauche ich und das tut mir gut. Was dabei möglicherweise nicht zu meinem Vorteil ist, das federe ich beispielsweise über meine Ernährung ab. Ich öffne mich, damit ich wieder zu mir und in meine Kraft finden kann.«

Öffne Dich den Möglichkeiten und dann mach Dein Ding, und zwar so, dass Du heil bist, nicht heil wirst (im Wort ›werden‹ ist noch zu viel Mangel). Es ist alles da. Jede Information, die Du brauchst, ist in Deinem Feld enthalten. Wenn dann noch ein Schwingungsprofil von außen mit reinkommen muss, um kurzfristig zu unterstützen, dann ist das in Ordnung.

In der Ferse liegen auch Verbindungen zu unseren Keimdrüsen, den Hoden und Eierstöcken. Sind die Fersen im Gleichgewicht, sind wir so auch mit unserer Sexualenergie, unserer Kreativenergie, in Berührung, sowie mit Mutter Erde. Unsere Füße sind dann ganz leicht und zart am Boden und doch geerdet. Sie tragen uns in die Zukunft und beflügeln uns in unseren Fähigkeiten und dem Erreichen unserer Ziele. Es ist, als würdest Du wie Hermes, der Götterbote, Flügelschuhe tragen und mit Leichtigkeit über die Erde laufen.

Die Zehen und die Fussnägel

Stabilität, Balance,
eigene Schutzmechanismen

Unsere Zehen zeigen nach vorne, in die Zukunft. Sie stehen für Vorangehen, Stabilität und die Balance, die wir halten. Mit jedem Zeh, ähnlich wie bei unseren Fingern, sind verschiedene energetische Merkmale und Emotionen verbunden:

Der **linke große Zeh** repräsentiert den ganzen Menschen und seine Seele. Sollte die Seele Kummer haben, drückt sich das über den Zeh und sein Nagelbild aus.

Die **linke zweite Zehe** steht für unsere Ausdrucksfähigkeit und wie offen wir auf das Leben zugehen. In ihr spiegeln sich unsere Gefühle und Gedanken. Sind diese lebensoffen, geht es dem Zeh gut.

Unsere **mittlere linke Zehe** steht für unsere kreativen Kräfte und unseren Zugang zu unseren Träumen und inneren Bilderwelten.

Die **linke vierte Zehe** repräsentiert unsere Selbstständigkeit und wie wir grundsätzlich mit uns umgehen. Können wir geben und auch empfangen? Wie viel Liebe bringen wir in den Ausdruck uns selbst und anderen gegenüber?

Unsere **linke kleine Zehe** steht für unser Urvertrauen.

Gleichzeitig zeigt sich hier unsere sexuelle Prägung und wie wir uns gesellschaftlich wie auch religiös bewegen.

Der **rechte große Zeh** steht ebenfalls für den ganzen Menschen und seine Seele. Über ihn drückt sich unsere innere Freude aus.

Die **rechte zweite Zehe** repräsentiert unsere Wünsche und Hoffnungen, wie wir uns das Leben vorstellen und es betrachten.

Unsere **rechte mittlere Zehe** steht für Tatendrang und Umsetzung sowie die Energie der Annäherung an eine Aufgabe.

Der **rechte vierte Zeh** repräsentiert unsere Möglichkeit, im Bereich der Zuneigung und der Sexualität zu empfangen und zu geben.

Unser **rechter kleiner Zeh** steht für die Themen Angst und Respekt in Bezug auf außerhalb von Dir liegenden Autoritäten.

Es ist wichtig, dass Deine Zehen entspannt sind und die Röhrenknochen, die auf dem Fußrücken verlaufen, korrekt sitzen, damit keine Verschiebungen entstehen. Heute hat durch das Tragen von ungeeignetem Schuhwerk leider kaum jemand noch richtig gesunde Füße, bei denen das Fußgewölbe schön oben liegt und so die Energie von unten gut aufgenommen werden kann und Balance und Stabilität normal sind. Im Optimalfall funktioniert die Muskelkette von den Füßen über die Unterschenkel, Knie und Oberschenkel mit Leichtigkeit.

Unsere Fußnägel stehen in Zusammenhang mit unseren Schutzmechanismen. Wie sind Deine Fußnägel? Sind sie aufgrund Deiner Ernährung und inneren Einstellung gesund oder sind sie brüchig oder zu weich und ist somit Dein Schutz ähnlich kompromittiert?

NACHHER-CHECK

Spüre jetzt noch einmal in Dich hinein:

- Gehst Du nun aufrechter durchs Leben und ist Dein Blick mit Leichtigkeit nach vorne gerichtet?
- Ist Deine Wirbelsäule entspannt und aufrecht?
- Wie beweglich sind Deine Fußgelenke?
- Wie stabil fühlst Du Dich auf einem Bein stehend?

Schlussworte

Wirkliche Freiheit entsteht nur durch die vollkommene Verantwortung für das eigene Sein, da dadurch die vorher eingeschränkte Bewertung des eigenen Seins in ein Leben voller Authentizität und emotionaler Freiheit überführt wird. Das ist gelebte Liebe – zu sich selbst und zum Leben.

Danke, dass Du mir erlaubt hast, Dich auf Deinem Weg zu begleiten und dafür, dass Du dieses Buch gekauft hast! Auch, wenn dieses Buch nun zu Ende ist, Dein Weg ist es noch nicht. Deine Reise zu Dir selbst wird immer weitergehen. Möge nun, nach dem Erleben dieses Buches, diese noch freudvoller, kraftvoller und erfüllter sein!

Durch Dein intensives Befassen mit dem gesamten Muskel-Skelett-Apparat und den dazugehörigen Emotionen hast Du bereits jetzt viel für Deine eigene Aufrichtung getan, im Innen wie im Außen. Du hast mutig negative Emotionen geklärt und abgelöst, größeres Gewahrsein über Deinen Körper erlangt und Deine Energie dadurch mehr ins Fließen gebracht. Du bist weiter in der Verantwortung und der Liebe für Dein eigenes Leben gewachsen, nimmst nun viel selbstverständlicher Deinen Dir zugedachten Platz in Deinem Leben ein und begegnest Dir selbst, anderen und der ganzen Schöpfung immer mehr auf Augenhöhe.

Vergiss nicht: Schmerz kann ein Wegweiser zu mehr Liebe, Glück, Erfüllung und Gesundheit sein. Wenn Du ihn als wertvolles Signal zur Kurskorrektur hinein in mehr Authentizität und Liebe sehen kannst, kann er Dir wunderbare Dienste leisten und wird meist wieder schnell vergehen. Nachdem Du dieses Buch einmal komplett durchlebt hast, kannst Du es nun als Deine Hausapotheke für den Muskel-Skelett-Apparat benutzen und, wenn's einmal zwickt und schmerzt, einfach die Stelle heraussuchen, die Dir die benötigten Hinweise zur energetischen Auflösung des Problems geben kann.

Mit diesem ersten Band von *Zurück zum Ursprung* bist Du durch Deine Auseinandersetzung mit Deinem Muskel-Skelett-Apparat in eine Aufrichtung Deiner selbst gegangen und hast den Wirbelkanal für einen optimalen Energiefluss geöffnet. Hiermit hast Du die optimale Vorbereitung für eine Aktivierung und Harmonisierung Deines Potenzials auf Organebene geschaffen. Diese findest Du im Folgeband *Zurück zum Ursprung Teil 2: Aktivierung und Harmonisierung Deines Potenzials – Die Organe*.

Hab's schön!

Von Herzen,
Andreas

Danksagung

Klar, danke ich all denjenigen, die mich bei diesem Projekt unterstützt haben. Nina, für berührende Momente während Deiner Begleitung, Diana, für die Herausforderung, das Buch überhaupt zu schreiben.

Doch in erster Linie: Danke Leben, ich meine, wo wäre ich denn heute, wenn ich nicht all die Begegnungen in meinem Leben erlebt hätte? Gute, schlechte, leichte und schwere Momente waren da. Eine unzählige Abfolge von Eindrücken, die mich bereicherten, herausforderten und manchmal zu Boden schmetterten. Voller Liebe, Freude sowie Schmerz und Rückzug. Den einen Moment durchs Leben zu tanzen, den anderen im tiefsten Schmerz zu erleben. Danke für die Kraft, immer weiterzumachen, wieder aufzustehen, auch wenn es so oft viel leichter schien, liegen zu bleiben.

Danke Gott, Schöpfer, Schöpferin, danke Universum und danke den Menschen, die zu jedem Zeitpunkt da waren, für ein bisher wundervolles Leben und all das, was noch kommen mag. Und auch ein Danke an meine Seele, dass sie mich ermutigt hat, ich selbst zu sein.

Über den Autor

Andreas Goldemann ist Künstler, Intuitive, Klangheiler und spiritueller Begleiter. Er hat die einzigartige Gabe, durch Stimme, Bewegung und Reflexion tiefgreifende Veränderungen in anderen Menschen auszulösen, ohne physisch bei ihnen anwesend sein zu müssen.

Durch seine Form der intuitiven Arbeit ermöglicht Andreas seinen Lesern, Zuhörern und Kursteilnehmern, sich von negativen Emotionen, Konditionierungen und Glaubenssätzen zu befreien, die ihren Körper, ihren Geist und ihre Seele belasten. So können sie beginnen, ihr großes Potenzial, ihre Stärken und Talente zu erfahren. Ihr ganzes Wesen ist von Liebe erfüllt, wenn sie endlich zu ihrem Selbst zurückkehren.

Seit über 25 Jahren begleitet Andreas Menschen in ihrer Transformation zu mehr Freude, Gesundheit und Lebensglück. Im Rahmen seiner achtjährigen Tournee bereiste er 24 Länder, inklusive 22 Staaten in den USA. Hunderttausende von Menschen konnten seine Arbeit durch Vorträge, Sitzungen und Onlinekurse erfahren.

Weitere Informationen zu den Online-Kursen und Vorträgen des Autors findest Du auf seiner Website:
https://andreasgoldemann.com

Anhang I: Download-Link

Hier findest Du alle im Buch erwähnten kostenlosen Downloads:

https://andreasgoldemann.com/zzu-buch-1

Gib beim Herunterladen bitte den Code **URSPRUNG!** ein.

1. Sound zur Herzensöffnung (Audio)
2. Reconnecting Mantra (Audio)
3. Wie Du Dich mit dem Feld verbindest (Video)
4. Demonstration der verschiedenen Körperübungen dieses Buches (Video)
5. Bestimmung der Händigkeit (Video)
6. Ausrichtung der Polarität (Video)
7. Vorher-Nachher-Betrachtung (pdf)

Anhang II: Vorher-Nachher-Betrachtung

Zurück zum Ursprung löst viel aus. Es steigert beispielsweise Dein Wohlbefinden und Deine Selbstsicherheit und hilft Dir, mit Deinem Körper besser umzugehen und ihn zu stärken. Manchmal ist es jedoch schwer, bei all den täglichen Ablenkungen diese Veränderung bewusst wahrzunehmen.

Genauso, wie es sinnvoll ist, Dir begleitend zur Lektüre des Buches Notizen zu Deinen Erfahrungen zu machen, macht es Sinn, ein Vorher-Nachher-Bild zu erstellen, um festzuhalten, wie Dein Zustand vor bzw. nach dem Erleben des Buches ist. So kannst Du sichtbar und nachvollziehbar machen, was mit Dir passiert ist und welche Prozesse Du durchlaufen hast.

Darum haben wir eine ausführliche Vorher-Nachher-Betrachtung erstellt, die Du am Anfang und am Ende des Buches ausfüllen kannst.

So geht's:

Bitte bewerte jeweils auf einer Skala von 0–100 (0 = gar nicht, 100 = absolute Spitze) einmal, bevor Du mit dem Buch beginnst, und ein weiteres Mal, wenn Du fertig bist.

Die normal gedruckten Fragen haben aufsteigende Werte (im Positiven). Beispiel: Wie zufrieden bin ich insgesamt mit mir? Vorher 51 => Nachher 71 = Besser.

Die dick gedruckten Fragen haben absteigende Werte (im Positiven). Beispiel: Wie anstrengend empfinde ich das Leben? Vorher 40 => Nachher 10 = Besser.

Wichtig fürs Ausfüllen

Bitte beziehe Deine Vorher-Antworten darauf, wie es Dir in letzter Zeit allgemein ging, nicht auf Deine Tagesform. Bitte den Nachher-Check nicht direkt nach dem letzten Kapitel machen, sondern ein paar Tage warten und dann erst antworten.

Möglichkeit zur Studienteilnahme

Falls Du uns Deine Daten zur Verfügung stellen möchtest, dann sende uns das ausgefüllte PDF-Dokument aus dem Downloadbereich oder Fotos von den betreffenden Buchseiten bitte per E-Mail zu: zzu-buch1-studie@brilliant-life-productions.net

Deine Daten werden selbstverständlich anonymisiert verwendet. Für die Studie selbst brauchen wir lediglich Dein Alter und Dein Geschlecht.

Unser Dankeschön für Deine Teilnahme

Nachdem Du uns Deine Vorher-Nachher-Antworten gesendet hast, erhältst Du von uns den Soothing Sound, der Dir hilft, bei Stress und Anspannung in Deine innere Ruhe zu finden.

Damit wir Dir das Dankeschön zusenden können, gib bitte auch Deinen Namen und Deine E-Mail-Adresse an.

Name:
E-Mail-Adresse:
Geschlecht:
Alter:

Wohlbefinden allgemein:	**Vorher**	**Nachher**
Wie zufrieden bin ich insgesamt mit mir?		
Wie zufrieden bin ich insgesamt mit meinem Leben?		
Wie verbunden fühle ich mich mit dem Leben?		
Wie präsent bin ich im Alltag?		
Wie viel Dankbarkeit fühle ich für mein Leben im Allgemeinen?		
Wie sehr empfinde ich mein Leben im ›Flow‹ (im Fluss)?		
Wie sehr genieße ich mein Leben?		
Wie sehr fühle ich im Leben Harmonie insgesamt?		
Wie lebendig fühle ich mich?		
Wie zentriert fühle ich mich?		
Wie leicht bewege ich mich durchs Leben?		
Wie viel Schönheit erkenne ich in der Welt?		
Wie sehr fühle ich mich in meinem Potenzial verwirklicht?		
Wie anstrengend empfinde ich das Leben?		
Wie leicht lasse ich mich durch Schwierigkeiten aus meiner Mitte bringen?		
Wie zuversichtlich blicke ich auf meine Zukunft?		

Selbstwert:	**Vorher**	**Nachher**
Wie aufrecht gehe ich durchs Leben?		
Wie viel Wertschätzung empfinde ich für mich?		
Wie selbstsicher fühle ich mich?		
Wie viel authentische Selbstliebe empfinde ich für mich?		
Wie gerne bin ich ›ich selbst‹?		
Wie sehr kann ich zu mir, wie ich bin, ›Ja‹ sagen?		
Als wie hoch empfinde ich mein Selbstvertrauen?		
Als wie hoch empfinde ich mein Selbstwertgefühl?		
Wie viel Dankbarkeit empfinde ich für mich selbst?		
Wie sehr fühle ich mich als ›ich selbst‹?		
Wie gütig schaue ich auf mich?		
Wie selbstsicher empfinde ich mich?		
Wie kritisch schaue ich auf mich?		

Körper:	**Vorher**	**Nachher**
Wie gut fühle ich mich geerdet?		
Wie verbunden fühle ich mich mit meinem Körper?		
Wie präsent bin ich in meinem Körper?		
Wie zufrieden bin ich mit meinem Körper?		
Wie dankbar bin ich für meinen Körper?		
Wie attraktiv fühle ich mich?		
Wie sexy fühle ich mich?		
Wie gesund fühle ich mich?		
Wie hoch ist mein Energielevel/meine Vitalität?		
Wie jugendlich fühle ich mich (unabhängig von meinem chronologischen Alter)?		
Wie viel Körperkraft habe ich?		
Wie groß ist meine körperliche Flexibilität/ Beweglichkeit?		
Wie aufrecht empfinde ich meine Körperhaltung?		
Wie gerne bewege ich mich körperlich?		
Wie gerne stehe ich morgens auf?		
Wie gut ist mein Schlaf?		
Wie bewusst ernähre ich mich?		
Wie viel Anspannung/Verspannung empfinde ich im Körper?		
Wie sehr ist mein Körper durch Schmerz belastet?		

Stress, Emotionen:	**Vorher**	**Nachher**
Wie ausgeglichen fühle ich mich?		
Wie sehr empfinde ich inneren Frieden?		
Wie ruhig ist mein Geist?		
Wie sehr gelingt es mir, anstehende Dinge rechtzeitig zu erledigen?		
Wie belastbar fühle ich mich?		
Wie hoch ist meine Kapazität, mit Druck/Stress/schwierigen Situationen umzugehen?		
Wie sehr bin ich durch Sorgen/Gedanken/Ängste belastet?		
Wie hoch schätze ich meinen Stresslevel insgesamt ein?		
Wie ausgelaugt fühle ich mich?		
Wie gut ist meine Merkfähigkeit/mein Gedächtnis?		
Wie gut ist meine Konzentrationsfähigkeit?		
Wie kreativ fühle ich mich?		

Beziehungen:	**Vorher**	**Nachher**
Wie erfüllend empfinde ich meine sozialen Kontakte?		
Wie erfüllend empfinde ich meine Partnerschaft?		
Wie erfüllend empfinde ich meine Sexualität?		

Wie verbunden fühle ich mich mit anderen Menschen?		
Wie authentisch erlebe ich mich mit anderen Menschen?		
Wie harmonisch erlebe ich meine zwischenmenschlichen Beziehungen insgesamt?		
Wie sehr fühle ich mich als Frau bzw. Mann?		
Wie dankbar bin ich für meine Freundschaften?		
Wie viel Konflikt erlebe ich mit anderen Menschen?		

Raum für eigene Fragen:	**Vorher**	**Nachher**

INDEX

Der Onlinekurs: Zurück zum Ursprung

Du willst *Zurück zum Ursprung* nicht nur in Buchform erleben, sondern auch multimedial? Dann ist der Online-Kurs *Zurück zum Ursprung – Die Reise in Dein natürliches, kraftvolles Selbst* Deine Möglichkeit, im Video- und Audioformat mit Andreas und seiner transformierenden Stimme noch tiefer zu gehen.

Du bist herzlich eingeladen, über die erste Session zur Halswirbelsäule kostenfrei in den Kurs hineinzuschnuppern: https://andreasgoldemann.com/zurueck-zum-ursprung

Hinweis auf die weiteren Bücher Ausblick auf Band 2 und 3

***Zurück zum Ursprung* Band 2: Aktivierung und Harmonisierung Deines Potenzials – Die Organe**

Im zweiten Band der *Zurück zum Ursprung*-Reihe beschäftigen wir uns mit unseren Organen und den damit verbundenen Emotionen. Durch die Arbeit mit dem Muskel-Skelett-Apparat (Band 1) ist die Wirbelsäule aufgerichteter und energetisch durchgängiger. Jetzt ist es an der Zeit, die gespeicherten negativen Emotionen, die unsere Organe belasten, loszulassen, um das Mehr an Energie kraftvoll für unsere Heilung nutzen zu können. Dies tut nicht nur Leber, Galle und Co.

gut, sondern unterstützt Dich auch darin, Dein Potenzial zu aktivieren und zu harmonisieren, um mit noch mehr Freude, innerem Frieden und Ruhe, Vitalität und Gesundheit Dein Leben zu gestalten und zu genießen.

Zurück zum Ursprung **Band 3: Deine Anbindung an die Quelle – Die Energetik**

Im letzten Band der Reihe geht es dann voll in die energetische Erfüllung Deiner selbst.

Jetzt können wir, da wir den Körper durch die Aufrichtung der Wirbelsäule (Band 1) und die Klärung der Organe (Band 2) vorbereitet haben, das energetische System hochfahren. Wir klären, aktivieren und »fine-tunen« Deine Meridiane, Nadis und Chakren, um so Deinen Energiekörper in den bestmöglichen Zustand zu bringen. Gleichzeitig lernst Du gute Schutzmechanismen, die Dir helfen, Dein ganzes System stabil und kraftvoll zu halten. So kannst Du, präsent im Hier und Jetzt, frei und ohne Einschränkungen auf Deine Zukunft zugehen.